青少年基础能力培养必读丛书

如何培养中小学生的卫生保健能力

QINGSHAONIAN
JICHUNENGLI
PEIYANG
BIDU CONGSHU

本书编写组◎编

世界图书出版公司
广州·北京·上海·西安

图书在版编目（CIP）数据

如何培养中小学生的卫生保健能力 /《如何培养中小学生的卫生保健能力》编写组编 . —广州 : 广东世界图书出版公司, 2010. 10 （2024.2 重印）

ISBN 978 - 7 - 5100 - 2826 - 7

Ⅰ. ①如… Ⅱ. ①如… Ⅲ. ①卫生保健 - 青少年读物 Ⅳ. ①R179

中国版本图书馆 CIP 数据核字（2010）第 198273 号

书　　名	如何培养中小学生的卫生保健能力 RUHE PEIYANG ZHONGXIAOXUESHENG DE WEISHENG BAOJIAN NENGLI
编　　者	《如何培养中小学生的卫生保健能力》编写组
责任编辑	李翠英
装帧设计	三棵树设计工作组
出版发行	世界图书出版有限公司　世界图书出版广东有限公司
地　　址	广州市海珠区新港西路大江冲 25 号
邮　　编	510300
电　　话	020-84452179
网　　址	http://www.gdst.com.cn
邮　　箱	wpc_gdst@163.com
经　　销	新华书店
印　　刷	唐山富达印务有限公司
开　　本	787mm × 1092mm　1/16
印　　张	10
字　　数	120 千字
版　　次	2010 年 10 月第 1 版　2024 年 2 月第 11 次印刷
国际书号	ISBN　978-7-5100-2826-7
定　　价	48.00 元

前　　言

儿童是21世纪的主人，是祖国的未来，建设现代化祖国、繁荣中华民族的重任将落在他们的肩上。党、国家和每个家庭都对他们寄托以无限的希望，期待他们茁壮成长，成为有理想、有道德、有文化、有纪律的一代新人。

提高中小学生的卫生保健能力，是提高全民族健康素质的最重要环节，也是把我国建设成为社会主义现代化强国的重要任务。世界卫生组织和我国卫生发展规划，已经确定要以全民健康教育为重要内容，而中小学生健康教育乃是其重中之重。

健康的身体是人才成长的基础。什么是健康呢？健康不单指没有身体缺陷，没有疾病和虚弱而言，而且还应包括有完整的生理、心理状态以及适应社会的能力。

然而迈入新千年不久，卫生保健、疾病预防、食品卫生方面出现了很多新的问题。非典、禽流感、手足口病、毒奶粉、网瘾等等问题一直在威胁中小学生的身心健康，对我们提出了新的卫生保健要求。

近年来，随着医学模式由单纯生物医学向“生物—心理—社会”医学模式转化，人们对于健康的需要越来越高，渴望得到预防保健等卫生科学知识，树立正确的卫生观念，养成良好的卫生习惯和行为，建立健康的生活和学习方式。

健康教育要从娃娃抓起，从中小学生健康意识和卫生保健能力培养入手，正是医学模式转变的重要表现之一。本书正是适应这种需要，注重培养中小学生卫生保健能力，内容丰富，通俗易懂。

目　录

日常生活习惯

一般疾病的预防

旅行卫生保健

青春期卫生保健

眼睛保健

心理健康保健

中小学生怎样才算健康

联合国世界卫生组织关于健康的定义是：不仅没有身体疾患，而且有完整的生理、心理状态和社会适应能力。具体来说，有以下几个方面：

（1）身体健壮、发育正常。功能健全，有较强的抵抗疾病的能力；各项生理指标都在正常标准范围，没有疾病。

（2）拥有健康的心理。精力充沛，性格开朗、乐观，勇于承担责任；能保持正常的人际关系，和同学们和睦相处；没有不良行为、不良习惯和嗜好；应变能力强，能适应各种环境；善于放松自己，保持良好的睡眠习惯。

（3）智力发育正常。具有良好的观察事物的能力和记忆力，注意力集中，思维活跃，想象力丰富。

（4）动作和行为协调。随着体格的发育，中小学生的动作逐步发展起来，行为也逐渐协调，这对中小学生的智力发展起着一定的积极作用，使中小学生保持身心健康。

以上几个方面都健康发展的，才可称为健康的中小学生。中小学生要有意识地从这几个方面锻炼自己，培养这些方面的能力，使自己成为一个德、智、体、美、劳全面发展的健康少年。

什么是心理卫生健康

心理卫生是关于保护与增强人的心理健康的心理学原则和方法，是为保护和促进心理健康保持和改善对环境的良好适应、预防精神障碍的综合学习和实践技术。

心理健康的标准，根据世界卫生组织最近提出的标准有：

（1）智力正常；

（2）善于协调和控制情绪；

（3）具有较强的意志品质；

（4）人际关系和谐；

（5）可以能动地适应改善现实环境；

（6）保持人格的完整和健康；

（7）心理行为符合年龄特征。

不健康心理有哪些

（1）心理健康是“健康”含义中不可或缺的一部分，仅仅身体上没有疾病，不能算是真正的健康。

（2）心和身是一个统一的整体，相互作用，相互影响。如果医学临床科室全面检查的结果仍不能解释您的躯体不适症状，应考虑寻求专业的心理帮助。

（3）预防心身疾病需首先培养良好的个性、加强应对能力、建立和谐的人际关系、营造良好生活环境。

（4）治疗心身疾病的关键是“身病”与“心病”同治，同时还要因人而异、持之以恒。

（5）心理问题不是少数人的“专利”，人皆有之。

（6）一般的心理问题与精神障碍之间并没有必然的、内在的联系，经过适当的调适和疏导是可以恢复到正常状态的。

(7) 抑郁症并非简单的“心情不好”，而是一组以持续性情绪低落为基本特征的精神障碍，应高度警示其自杀倾向。

(8) 引起情绪障碍的往往不是诱发事物的本身（客体），而是当事人（主体）对该事物的认识和态度。

(9) 注重培养和训练三种能力（心理承受能力、社会适应能力、精神创伤的自我康复能力），积极调适不良情绪，做自己情绪的主人。

有心理困扰和心理问题时应该求助于专业的、具有资格认证的心理工作者。

什么是抑郁症

小玲在近1个月中变化真大，她妈妈真有点着急了。她近来总是无缘无故地发脾气，为一点小事又哭又闹；害怕、恐惧，晚上更加严重；她不愿去幼儿园，老师对家长说她在幼儿园也不爱与小朋友玩了，在别人玩时，她也是自己呆呆看着；晚上坐在电视机边发呆，问她看什么也不知道。可小玲玲以前挺机灵、挺高兴的，也不爱发脾气。这会儿，她妈妈能不着急吗！

以上表现，均可能由于抑郁障碍导致的。

抑郁障碍又称抑郁症，是由各种原因引起的、以抑郁心境这种自我体验为中心的临床综合征。其中包括原发性抑郁障碍和继发性抑郁障碍。

(1) 原发性抑郁障碍：是指除外脑和躯体疾病、药物、酒精滥用、其他心理疾病如精神分裂症等所引起的抑郁综合征，现在仍未找出确切病因的一种抑郁障碍；

(2) 继发性抑郁障碍：由脑和躯体疾病、药物、酒精滥用、其他心理疾病如精神分裂症等所引起的抑郁综合征。

抑郁症的信号

(1) 儿童抑郁障碍的患病信号

儿童出现持续一段时间、一反常态的以下症状：

①容易发脾气、哭闹、烦躁、恐惧，变得不开心、不活泼。

②不喜与小朋友交往，在以往喜欢的游戏中变得漠然。

③否定自己，认为自己无能或容貌丑陋。

④以往遵守纪律的孩子出现逃学、不遵守纪律、不守时间、打架捣乱。

⑤出现儿科检查不出毛病的躯体症状，如头痛、头晕。

⑥有自伤自虐、撞头行为。

(2) 青少年抑郁障碍的患病信号

①参考成人患者患病信号。

②认为自己相貌丑陋、能力差，或别人不喜欢自己。

③无明显原因的退学或其他行为异常。

④达到目标后，如考上好学校，没有快感反而失落。

⑤无明显原因的出现人际关系严重问题。

⑥出现未发现医学检查异常的各种躯体不适。

什么是焦虑症

(1) 小丽是一个高中生。她对大家关心照顾，学习也很好，但大家却说她总是过分紧张，有着无穷的忧虑。

对大家的评论，她说："好几年来，我一直被那无穷的忧虑所折磨，感到好痛苦，好痛苦!"

"我首先担心学习，怕考不好，怕被老师责备，怕同学笑话，怕父母不高兴……"

要问她还担什么心？她接着说："我担心的事可多了，我还总害怕父母离婚。"

"我还担心我自己！出门怕下雨淋着，怕身体虚弱，走快了怕跌伤……，唉，担心事可多了。"

"我总是辗转反侧、难以入睡，也常为一点小动静而惊醒，总是睡不踏实；学习时注意力不易集中，脑子里总是一片空白；周围有一点小事，就能吓着我，生怕又出现什么不好的事。回家，我也总为一点小事与家人争吵，或大发脾气。家里拿我没办法，说我没治了。”

（2）今年 18 岁的鹏鹏自小性格内向，朋友很少，但学习成绩一直很好。今年，他在 6 月的一次学校考试中失利，成绩大幅下滑。7 月初，学校组织暑期补课，鹏鹏开始对“高考”、“成绩”、“分数线”、“重点大学”等字眼十分敏感，只要老师提到上述字眼，他就浑身发抖，继而呼吸困难、大汗淋漓，甚至几次晕倒在地。此后，鹏鹏休学，整天在家与宠物猫玩耍。

1 个月前，父母带他到医院精神卫生科求治。医生对他进行了心理测试。结果显示，鹏鹏有中度焦虑和抑郁症状，由于对考试结果看得太重，导致神经系统兴奋性过高，于是出现晕倒这样的“急性焦虑发作”症状。如果家长太注重孩子成绩的好坏，忽视其心理成长，则容易导致孩子心理防御机制不健全，一旦遇到挫折，或选择逃避，或行为“退化”，用宠物猫来代替情感的表达和宣泄。

以上表现，可能是由于广泛性焦虑障碍导致的。

广泛性焦虑障碍，又简称为广泛焦虑症，是以持续的显著紧张不安、过分担忧，伴有心跳、脉搏加快，感到透不过气，呼吸急促，出虚汗，脸部发红或苍白等自主神经症状；以及过分警觉，如入睡困难，常为一些小动静所惊吓，对周围事物的出现过度警惕，也容易为一些小事与家人、同事们争吵等症状为特征的一种慢性焦虑障碍。

焦虑症的信号

（1）经常、持续出现过分的担忧、烦恼、紧张不安。仔细想一想，现实生活中并没有值得过分担忧的事情。

（2）盘算一下，不是只对某一个固定、明确的对象，而是对一系列生活中的事件或活动感到过分担忧，或根本说不清过分担忧的事情是些什么。

（3）整天出现提心吊胆、惶惶不可终日的感觉。

（4）无法控制这种经常的，甚至随时随地出现的烦恼、紧张和担忧。

（5）担忧的强烈程度超过正常担心的程度，又无法摆脱，使人难以忍受，感到非常痛苦。

(6) 担忧的时间过长，甚至占据了除睡觉以外的大部分时间。

(7) 当过分担忧时，出现紧张不安的来回走动、搓手顿足。

(8) 当过分担忧时，常出现双眉紧锁，脸上、双手、胳膊、腿脚肌肉紧绷着，甚至紧张过分，使人感到疼痛。

(9) 经常、持续的，而不是一阵发作性出现心跳、脉搏加快（比平时每分钟心跳快10~20次以上）；或感到透不过气，呼吸急促，憋闷的感受；头疼，头晕，或出虚汗，脸部发红或苍白，尿频等。

(10) 由于终日心烦意乱，忧心忡忡，使得做事情难以集中注意力，常感到脑子里一片空白，什么都想不起来了。

(11) 晚上总是睡不着，躺在床上辗转反侧、汗流浃背的，感到非常痛苦；就是勉强睡着了，也容易被周围的小事所惊醒。

(12) 常为一些小动静所惊吓，对周围事物的出现过度警惕，也容易为一些小事与家人、同学们争吵不休。

(13) 以上症状对生活造成影响，也使学习受到损害。

什么是强迫症

小雨特别爱干净，她认为上学、购物，尤其乘坐公交车时，到处都不干净，都有细菌，如果清洗不净就要生很严重的病。因此，每天晚上睡觉前都洗澡。洗澡本是正常的，可她因感到洗不干净，开大水龙头猛冲身体，一冲就是几个小时。爸爸妈妈问她怎么回事，她一下子生气了，瞪大了眼睛连声喊着："你有病呀！我这浑身还没冲干净呢！你们想我死啊？"

以上表现，可能是由于强迫障碍导致的。

强迫障碍患者在脑海里以刻板形式反复、持久出现某种想法、表象、情绪及强烈的内心冲动等强迫观念为基本特征的一类焦虑障碍。病人虽然意识到这些观念是自己的思想，认为它们是多余的、完全没必要出现、没有现实意义的，不希望它们出现在脑海中，并极尽全力的抵制、摆脱、压抑它，却无力控制它的出现，因此感到十分苦恼。病人还常反复出现某些刻板的、仪式的动作，常见反复洗手、检查、计算，这是为了试图减轻、摆脱或阻止强迫观念产生的内心焦虑和痛苦而进行的强迫行为。

强迫症状的出现常严重影响病人的生活、学习、工作的质量和进行，患者常感到无可奈何、苦不堪言、烦躁不安，甚至痛不欲生。

强迫症的信号

以下想法、形象反复、重复、长期地出现在脑海里：

（1）反复考虑某些没有用的问题，例如，走路先迈左腿？还是右腿？

（2）总是在怀疑自己说话、办事的正确性，例如，总在怀疑自己外没关好煤气，出门很远以后，又跑回家看看；

（3）反复联想自己认为没有用的语句或观念，例如，当一想“前进”时，立即想“后退”；

（4）脑子里反复出现一些形象，例如，某电视剧中的激战场景或某位歌星的形象；

（5）反复回想起过去发生的一些不高兴的事，例如，总在回忆十年前那次与某人的一场争吵；

（6）总是在担心或讨厌什么事情，例如，见到某位同学，立即产生强烈的厌恶或恐惧；

（7）反复出现某种内心强烈冲动，即要去做某件违背自己意愿的行为，例如，反复出现要用刀去杀亲人的强烈冲动，由于自己的强烈抑制，这种冲动从不会付诸行为。

以下动作反复、重复、长期地出现：

（1）总在检查自己的行为是否正确，例如，大部分精力都用在反复检查自己的作业是否写错了字；

（2）反复清洗自己的身体、衣物、居室，或要求家人也照此办理，例如，不但自己，也要求家人进行长达数小时的洗澡；

（3）一而再、再而三的要求别人为自己解释或保证某件事，例如，数十次跑上楼去问医生，让医生保证自己现在确实没有患上某种病；

(4) 脑子总是在计数，例如，时刻都在计算某路两侧有多少街；

(5) 总在做一些仪式动作而耽误该做的事，例如，整个早上都在反复梳洗而无法按时到达学习岗位。

注 意

(1) 对自己来说，出现以上这些想法、形象、动作实属没有意义、多余、没有必要；

(2) 意识到这些想法是自己想出来的，动作也是为了减轻这些想法造成的焦虑不安而出现的行为，这一切都不是别人强加给自己；

(3) 非常想摆脱、抑制它们，但控制不住它们的出现，感到无能为非常痛苦；

(4) 这些想法、形象、动作的出现干扰了正常的思考，影响了正常的生活和学习。

什么是恐惧症

“惊恐障碍”又被简称为“惊恐症”，是一种突然发生的、历时短、发作性的焦虑障碍。

惊恐障碍患者常在没有明显原因、事先无法预测、不可控制的情况下，反复出现显著的心跳加快、出虚汗、面色苍白、手脚战抖等自主神经亢进症状；伴有感到濒临死亡的恐惧和出现难以控制的惊慌等心理感受，害怕患有心脏病等不幸后果的惊恐发作，为一种急性发作性的焦虑障碍。

医学检查不能证明病人患有与症状相对应的躯体病变，例如心跳加快时，检查心脏却证明正常。患者由于害怕再次发生类似症状，常出现躲避的行为，如不敢出家门。在没有发生症状的期间，病人的生活、学习、工作等情况大致正常。

患这种心理障碍的病人常被人们误诊为患“冠心病”、“高血压病”、“急性胃炎”、“急性中风”、“气虚、气短”、“神经衰弱”等疾病，而频繁就诊于医院的急诊科、神经内科、心脏内科、消化内科、中医科等处，误诊的后果是患者长期得不到有效的治疗。

案　例

正在某重点中学上高三的小琴，上周五下午突然回家哭求："妈，我害怕，我不参加今年高考了！"说完便上床睡觉。面对女儿突如其来的变故，父母急得一夜未合眼。劝她上学，她却歇斯底里大喊大叫：让我上学就是想我死！然后，她觉得心跳变得加快，心慌得厉害，头发晕，咽喉部有梗塞感，喘不上气来。心情极度紧张之时，她跌坐在地上，大声呼救："救救我！救救我！我心脏病犯了！"父母七手八脚的将脸色苍白、冷汗淋漓、手脚战抖的小琴抬上了救护车。

在急诊室里，医生们不敢耽误病情，仔细检查着病情。几位医生对她进行细心的检查后松了一口气，因为检查结果是：除收缩压有轻度增高，心跳比平时快了一点外，心脏情况基本正常，更谈不上她患了什么心脏病。

父母又带她到医院看心理门诊，医生诊断是"考试恐惧症"，也就是人们说的"高考恐惧症"，需要进行心理治疗。

据介绍，小琴原在家门口一所普通中学读书，成绩中上，高一下半学期，父母花了很大工夫将她送到市区某重点中学就读，并租了一处私房，还找了一位小保姆照料她的生活，好让她一门心思学习。然而，父母不惜代价的投入，反而增加了她的心理压力。随着高考的临近，她的思想负担越来越重，最终竟然无法参加学习，产生了放弃高考的念头。

以上案例患者的表现，可能是由于惊恐障碍导致的。

恐惧症的信号

(1) 经过医学检查，无实质器质性疾病。

但在没有客观危险如散步、开会、等待乘车等的情况下，经常、突然出现以下症状：

①心跳、脉搏加快（比平时心跳快 10～20 次以上），甚至感到心脏好像要跳到嗓子眼似的；

②感到透不过气，用力喘气，甚至有要憋死、窒息的感受；

③感到头疼、胸疼、或胸部压迫感；

④手脚战抖或麻木，出虚汗；

⑤感到周围的环境变得模糊不清，好像不是真的了；

⑥还可能有其他躯体症状。

每次出现以上发作性症状约5～20分钟后，自行缓解。

（2）有以上症状时，感到非常害怕，有好像要疯狂、要死亡的感觉。

（3）事先难以预测在什么时间、什么地点、什么情景下发生以上情况，具不可预测性。

（4）在症状没有发生的期间，生活、学习、工作大致正常。

（5）因惧怕再次突然、不可控制的发病，或怕症状发生时无人救助，可以出现以下情况：

①不敢去公共场所，甚至闭门不出；

②不敢上学、反复病休，甚至退学；

③不敢出去，很少出席社交活动；

④不让家人出门或上班，以便在症状发生时陪伴、抢救自己。

（6）在症状没有发生的期间，一想到可能再次发病，就会紧张的出虚汗、手脚战抖。因此影响本人和家属的工作、学习、生活和人际关系。

知道患病信号有何意义？

（1）患病信号可以迅速帮助你知道是否患惊恐障碍的线索，但它不是诊断标准，只是参考是否患病的信息。

（2）因为许多心理疾病都会出现以上症状，如你认为自己可能患惊恐障碍时，切不可自己就买药给自己治病，而应及时去临床心理科或精神科就诊，请专科医生帮助诊断和治疗。

（3）知道患病信号，可以提高心理健康意识，早期诊断和治疗。

注 意

与惊恐发作症状十分相似的躯体疾病有：

①心绞痛，②心肌梗死，③各种原因引起的心律失常，④甲状腺功能

亢进，⑤各种原因引起的哮喘，⑥低血糖，⑦酒精成瘾的戒断症状，⑧美尼尔氏综合征，⑨各种原因引起的电解质异常，⑩癫痫。

出现惊恐发作症状时，需要先去医院内科、神经科等处就诊，以排除患各种躯体疾病。

心理障碍的患病因素

（1）生物学因素

①遗传因素

心理障碍的发生，受到遗传及环境的双重影响。大量研究，包括群体患病率、家族史、双生子、寄养子、基因研究以及遗传方式结论表明，心理障碍确与遗传密切相关。

②神经递质学说

心理障碍的神经递质学说有许多种理论。在科学上，学说并不是肯定的结论，但却有许多现象或药物使用的结果支持这些学说。例如：现在谈的较多的抑郁症的神经递质学说是抑郁症的5－羟色胺学说。过去的5－羟色胺学说内容为，神经中枢5－羟色胺能功能低下合并有去甲肾上腺素能功能低下时，则出现抑郁症。较新的5－羟色胺学说内容增加了5－羟色胺受体亚型的概念，认为不同药物对不同5－色胺受体亚型的作用不同，疗效也不尽相同，从而丰富了抑郁症的5－羟色胺学说。

③躯体因素

躯体因素与心理障碍的关系有以下几种，躯体因素是心理障碍发生的原因；躯体因素与心理障碍的发生并存；躯体因素是心理障碍发生的后果；心理障碍的发生是药物、酒精作用于躯体后的反应。

（2）社会心理学因素

①损害性的人际关系

客观上人与人的关系出现负面、复杂的情况，尤其出现损害性的人际关系；患者主观解决这种关系的能力越差，越易出现心理障碍。

②负性社会应激事件

客观上生活事件对病人的影响，以及病人主观上对社会应激事件危害程度的判断和应对方式都影响心理障碍的发生与发展。应激性生活事件越多，严重性越大；病人主观判断危害程度越大，应对方式越缺乏，心理障碍的症状也越严重。

③个性因素

临床上有不少研究表明，具有过度敏感，易于紧张、悲观、恐惧个性，以及内向不稳定个性的人易于患心理障碍。

④社会环境与个人成长因素

人们从小和现在生活的社会环境条件与变迁、接触的人群、父母亲的教育和影响等方面都对心理障碍的发生产生很大影响。

（3）自然性因素

①季节性

冬、夏季季节的变化、光照、空气的温度、湿度都可影响心理障碍的发生与发展。

②自然环境变化

自然环境对人影响巨大。疾病流行、地震等自然灾害对人的情绪影响巨大，心理障碍的发病率也增多。

健康新概念："五快三良好"

健康的新概念，即"五快三良好"，这个概念通俗易懂。

身体健康标准包括"五快"：

（1）快食：吃饭顺畅、食欲良好代表着人们的内分泌系统、消化系统等部位功能良好。

（2）快眠：根据需要，睡眠入睡快、少噩梦，醒得适时，代表着人们的中枢神经系统等部位功能良好。

（3）快便：大小便顺畅、定时，同样代表着人们的各种内脏以及消化系统等部位功能良好。

（4）快语：说话敏捷，交流适度、反应正确代表着人们的大脑等部位功能良好。

(5) 快行：行走快捷、灵活、有力意味着人们的骨骼、肌肉等运动系统及神经系统功能良好。

衡量心理健康用“三良好”：

(1) 良好的个性：情绪稳定，性格温和，意志坚强，感情丰富，胸怀坦荡，豁乐达观。

(2) 良好的处世能力：观察问题，面对客观现实，具有较好的自控能力，能适应复杂的社会环境。

(3) 良好的人际关系：助人为乐，与人为善，与他人的关系良好。

良好的社会交往能力

有良好的社会交往至关重要，不但在家内与兄妹、父母、亲友有密切的亲情，还在家外继续与邻居、老朋友、老同学友好相处和互动，并发展新朋友。这是心理健康的重要方面。

(1) 应该避免以下情况：

离群寡居，不与邻居、同学、亲友们来往；

怨天尤人，整天想着不高兴的人际关系，或总是认为大家对自己不公平；

整日面对家人，甚至连见到家人都总是看着不顺眼；

对别人漠不关心；

我行我素，稍不高兴就发脾气，使大家对自己敬而远之。

(2) 这样做更好：

无论受到体力弱等身体条件限制，仍保持对外良好的人际关系；

保持家庭中良好的亲情交融；

对他人关心和对自我的理智控制，尊重他人的同时，也尊重自己；

不断开拓新的社会交往范围、活动内容，以增加社会活力；

知道良好的人际关系是保持心理健康的重要方面。

良好的社会适应能力

社会在发展与环境在变化，这是无法回避的永恒规律，要保持良好的适应能力，以良好的心态和能力去适应各种变化，这是心理健康的重要方面。

(1) 应该避免以下情况：

从理念及情感上活在过去，而不是活在现在，对现在的什么都看不惯。朋友相见说的惯用语是“那会儿多好呀”，而不能看到社会巨大的进步和变化。

害怕各种变化，如自己和亲人患病的时期就难以适应生活。

碰到新事物、新思想、新技术就头疼。

抵触或拒绝了解国家、国际的发展变化。

不适应环境改变，如乔迁新居，反而痛苦不堪。

有些朋友由于没有良好的能力和心态去适应变化，以至于思维上局限守旧，一筹莫展。

(2) 这样做更好：

不忘过去，活在现在，展望未来，用行动与时俱进。

正确对待变化，包括自己身体和心态的变化，如患病、体弱；也正确对待社会和自然等外界变化。

勇于并力所能及地学习新技术、新方法。

增强自信，知道自身与其他人一样有适应新生活的能力。

参加各种学校、看书读报，以积极心态学习新知识、新思想。

勇于接受社会及他人的帮助。

迅速有效地调整心态，以解决实际问题。

心理适应更体验在对人际关系的适应上。

良好的自我控制和调节能力

“人有悲欢离合，月有阴晴圆缺”，大家都会遭遇到各种有利或不利因素影响，必然会产生积极或消极的情绪，可能会打乱心理以及生理活动的动态平衡，良好的自我控制和调节能力是心理健康的重要方面。

（1）应该避免以下情况：

遇到问题时，总是看到事物不利的方面，过度悲观，难以自我控制，如无法面对亲人的分离。

遇到困难时，不主动想办法解决，过度依赖他人，整天怨天尤人。

对家人和邻居动不动就以发脾气、吵架、发牢骚的方式解决内心不痛快。

遇事容易感情用事，情绪波动过大，一阵子高兴，又一阵子很不开心。

（2）这样做更好：

采用积极的方式，例如适度发泄、听音乐、运动等疏导不良情绪；遇到不高兴的事，能在尽可能短的时间内恢复心情的平静。

处事待人，凡事都有两个方面，在看到不利方面的同时，更要看到有利的方面。

遇到困难，在寻求外界帮助的同时，更主动想办法解决困难。如搬家后对环境不熟，邻居都不认识，可以去认识新朋友，而不是只在一边发愁。

处事不惊、心理平衡，保持相对平和心态。

学习控制思维、情绪和行为的方法以适应外界快速变化。

良好的对外界压力的耐受能力

对待外界压力耐受力的大小，受先天遗传素质的制约，更受后天发展进程中形成人格特征、世界观的影响；也受到生活实践中锻炼出的意志、信念、经验等的作用；培育良好的抗压心理素质，以驾驭复杂环境变化和独自处理复杂问题的能力。

（1）应该避免以下情况：遇到困难悲观失望；不想办法，而以退缩的方式对待挫折。

（2）这样做更好：遇到困难发挥自己的能力，乐观向上；寻求、不拒绝他人的善意帮助；开动脑筋，多想办法。

良好的心理创伤康复能力

快速修复人生道路上遭受的或大或小的挫折以及心理创伤是心理健康的重要方面。

（1）应该避免以下情况：

总回忆过去不愉快的经历而高兴不起来，如总回忆许多年前某次不称心的往事；

总认为自己比其他人岁月磋跎，从而愤愤不平，一天到晚地叨叨自己多么倒霉；

长时间难以从挫折中走出。

人遇挫折都会悲观失望，是迅速调解心态而振奋起来，还是久久不能忘怀，甚至影响生活，这后果就大不一样了。

（2）这样做更好：

虽然难忘过去，但能正确对待；

知道每个人都会遭遇困难，但同时都经历着幸福；

遇到不愉快的事，不会引发较大情绪波动，在今后生活中不产生明显消极影响；

遭遇挫折后，使心灵尽快平静，尽快应用适当方法解决困难。

与人攀比要有好心态

人们都生活在社会环境中，社会环境中的变化都会影响到每一个人。发生在我们身边的小事情，都会引起每个人的思索，引起每个人的情绪波动。比较是正常心理。人都会与周围的情况、人和事情攀比，有比较才能找到自己与他人的差距，也就有了进步的动力。但是，人们不加限制、放纵欲望的与他人攀比也有很大坏处。这样攀比的结果是永无止境的竞争。当你看到邻居家买了5万元的汽车，你家就买了10万元的汽车；但你行驶在道路上，攀比别人那50万元一辆的汽车时，你的心理还是不平衡。邻居家买了50平方米的房子，你家就买了100平方米的房子，但比别人那300平方米别墅你还是不平衡呀！

（1）这样做更好：

①不能无止境、放纵欲望地去跟别人攀比。

②自己跟自己比，自己过的生活，现在比过去好了，就心满意足了。这就是知足者常乐的道理。

③与别人相比的时候，要考虑到自己的能力，凡事尽了自己的能力就行了。

④“生活上与最低的同学看齐”，而“学习上向最高的同学看齐”，当你在生活上和最低的同学看齐时，你就会感到心情舒畅了；当你在工作上向最高的、每日生活最充实同学看齐时，你就会有生活的动力。这就是攀比的参照物变了，人的心态也会改变的道理。在过日子越过越好的现代市场经济社会中，雷锋的这句话仍然有很大意义。

⑤在与周围人攀比的时候，有躯体病、心理疾病的病人更要有健康的心态。本身身体就差，病人很容易造成病情的恶化。

（2）少些愤怒。

愤怒是一种每个人都会产生的情绪。当人们遇到强烈的、不符合自己意愿或不满意的事情时，都会产生愤怒。

①愤怒的表现——

a. 有些人很容易产生不恰当的愤怒情绪，例如，只遇到稍许、程度轻微的不符合意愿的事情，就会勃然大怒；

b. 多少年前发生的事情，只要一想起来，就会发怒、生气，甚至喋喋不休的说上大半天；

c. 本来是自己做错了，只要别人稍微指出，就会怒气冲冲。

②愤怒的后果——

a. 心理状态

造成这种情况的原因，可能是个性问题，也可能是认知问题。但是无论什么原因，一个人经常出现长时间、过度的愤怒，甚至将愤怒成为生活中的情绪主流，会对心理健康产生不好的影响。

b. 躯体状态

当处于经常性、长时间愤怒时，心脏收缩持续加快加强。人们会感到脉搏、心跳加快，心脏、血管的负荷长期加重。当未超过人的代偿能力时，会使患心血管疾病的概率、风险性增加；当超过人的代偿能力时，就会患心血管病。

尤其当过度激动或突然愤怒即暴怒时，心脏处于过度负荷，常出现急性心肌梗死，或心血管病情突然恶化，甚至发生猝死。

c. 人际关系

过度愤怒还容易产生行为冲动，如打骂别人，恶化人际关系，“迁怒”现象，是一些人受到挫折后，将愤怒发泄给某个与事件无关，常比自己弱小的人。其实，实施“迁怒”的人，愤怒非但得不到缓解，反而会加剧；受到“迁怒”的人，会在机会适当时反击实施“迁怒”者，使愤怒进一步加剧。

③面对愤怒时这样做更好：

a. 仔细分析每个人愤怒事件的原因，其实大多是由生活中的小事、琐事引起。因此，学会处理生活中小事、琐事非常重要。

b. 采取适当方法，合理发泄怒气，如在无人处哭喊，向亲友倾诉心声，利用散步、歌唱等方式也很重要。

c. 还应善于解决人际矛盾，完善个性和认知模式。

少些愤怒情绪，不仅是心理健康的必需，也是降低心脑血管病的风险性、缓解心血管病情，增加身体健康的必要。

心理回避：此事跟我无关

小李患了广泛性焦虑障碍，本来就过分担忧，心烦意乱的，再听到老爸老妈在时不时的争吵一番，更加重了病情。他是个小辈，没办法干涉老爸、老妈的事。小李与心理医生说出自己的烦心事。心理医生告诉小李：“你自己的事由你来解决，爸妈的事由他们自己去解决，相信他们会处理好自身的事。让他们去争论吧，你回避一下就是了，做儿女的可大不必操那么多心。”从此，每当父母争吵时，小李就回到自己的房间里，干自己的事，听不见老爸老妈的争吵，心里也不那么烦恼了。

分 析

常言道：“眼不见，心不烦”，说得就是人们通过自己的眼睛、耳朵等感官，可以感受到周围的事情，进而影响到自己的想法和情绪。在环境中，有些事，是患者能解决的；有些事，患者则不能解决。但遇到不能解决的事情时，例如遇到老爸老妈总在争吵时，不妨采取回避的方法。这不是逃避，而是在心理障碍治疗和康复过程中，减少接受外界一些不良影响对病人的干扰。但患者应知道，“回避法”不是万灵药，遇到困难不可事事回避，例如病情已经缓解，遇到学习、工作的困难，患者就想逃避回家，拒绝上学就不对了。

转视：换一个角度看问题

期末考试结束，老师对王同学的考核成绩不太满意。她本身有抑郁障碍，但仍是个要强的人，心里为考试结果很窝囊，好长时间不爱说话。虽然仍在继续服药治疗，但药物的效果对她好像失去了作用，她的病情加重了。当心理医生了解她最近的苦恼后，就耐心帮助她，鼓励她采取“转视法”。

王同学最后意识到：这次考试虽然没考好，但是仔细分析英语没有考好，其他各科还可以，这次考试也就是提醒我以后还要在英语方面更加努力……

转视法告诉我们，在我们的生活中，很多事情从这边一看，问题显得很严重；换个角度再看，还可能是件好事。凡事学会多角度、全面地看问题，就会使患者心明眼亮，心情愉快。当遇到困难，感到心情沮丧时，不妨学学王同学，换个角度，从多方面看问题，心里也许会变得好起来。

自我安慰：现在已经很好

小李是位中学生，产生了抑郁情绪。事情是这样的，小李的一位同学家境不错，总是买这买那的，一边大吃零食，一边对小李吹嘘："我不用好好念书，家有的是钱，老爸卖掉一两辆车就够我吃一辈子了！"小李知道自家经济情况不太好，手里不但没零用钱可用，家里也没有汽车可卖。相对之下，在经济上既羡慕对方，心里又感到很自卑，平添了抑郁情绪。

小李倒很直爽，就医时与心理医生说出自己的苦恼，心理医生先劝说小李的家长："不能因孩子有这种想法，就满足他的零用钱，因为那是无底洞。"还劝告小李采取自我安慰。小李明白了这样一个道理："但如果学那位同学，手头有了钱不会节约，还自我吹嘘，会纵容自己乱花钱的坏毛病，耽误了学习不说，长大也没出息。自己手里没有零用钱去买这买那，少些不良习惯，还是没有零用钱的好。"小李这么一想，心里反而平衡多了。

分　析

有时，可以像小李那样，心平气和想一下，在手头有钱又不会控制时，有什么坏处；手头暂时无钱，又有什么好处。这么分析，实际上自己安慰了自己，不再苦恼了。有不少抑郁障碍患者遇到自己一时做不了、达不到、改变不了的事情，不妨也学学聪明的小李。

但患者们也不能不加分析地遇事都自我安慰，如果事情确有积极意义，通过努力能做到的事，还要努力去做。有的病人病情并不重，总强调自己有病，而不去努力学习或工作，一味地安慰自己："学习、工作成绩差，反倒省得花费力气，落得轻闲。"就是错误地应用"自慰法"了。

幽默：向大师们取经

赵同学患上了强迫障碍，坐在课堂上时，总在控制不住地想些杂七杂八的事，非常沮丧。他一边治疗着，一边在医生的启发下，应用"幽默法"

来减轻自己的苦恼。晚上他躺在床时想到：“遇到困难别总垂头丧气的，想个高兴事吧！对，想想以前看到卓别林演出的电影吧。电影中那位男主人公，见到像螺丝母一样的东西就去拿扳子拧，在工作流水线去拧螺丝，下班去拧女士们穿着大衣的钮扣。”当赵同学想到幽默大师那认真、幽默的表演时，止不住笑了起来，心情一下变得好多了。

分　析

俗话说：“笑一笑，十年少。”遇到不顺心的时候，幽默一下，笑它一笑，情绪也许就能好了许多。幽默有时也是战胜困难的办法，古代故事《晏子使楚》是一则应用“幽默法”战胜困难的例子。话说战国时期，晏子代表齐国出使楚国，楚王为侮辱齐国使者，就给晏子制造困难，让晏子在进楚国都城时，从狗洞进入，而不让他进城市的大门。此时，晏子看见这种情况可以用以下方法：

(1) 大怒而回国，不去楚国谈判了；

(2) 去向齐王告状，回国动员军队攻打楚国；

(3) 用其人之道，反制其人，站在城门口漫骂楚王是狗……。

但这些办法都不好，愤而回国，不去楚国是没完成任务，无法交账；回国发兵攻打楚国，劳民伤财，且远水不解近渴；站在城门口漫骂楚王，太有失使者身份了。晏子只用了一个“幽默”的方法就战胜了楚王。你要知道详情，就去看故事本身吧。

“幽默”是生活的润滑剂，也是机智战胜复杂问题的应变能力，它是人们对自己的不良情绪和心理问题进行喜剧性分析和处理的过程，使人们在笑声中战胜学习困难。患者和家长们要学会应用这种很好的方法。

低调：我就是个普通人

王同学患了惊恐障碍，一连几年的患病，使她很痛苦。当她见到从前的同学、小朋友都高高兴兴的，再回头看看自己病怏怏的，认为凡事都比不上别人，心里很窝囊。经过心理医生耐心的开导，她终于认识到：“这个世界上，每个人都有自己的欢乐与痛苦，人人有本难念的经，只不过别人没告诉你罢了。自己是个普通的人，自然可能患上心理障碍，努力治疗它就行了。”这样一想，她心里好受一些，不再泄气，反而加快了治疗焦虑障碍的步伐，每天力争高高兴兴地上学。

分　析

有一段歌词唱道：“没有花香，没有树高，我是一颗不知名的小草”。歌词的大意是承认自己也是一般人、普通人，是人就会有七情六欲，都有可能患上心理障碍或身体疾病。有了心理障碍，悲观丧气，不但于事无补，还会加重病情，只有努力与疾病斗争才对，这就是“低调法”。“低调法”不是自卑，更不是自暴自弃，将“低调法”当作自卑，去心安理得地过日子就不对了，自卑、自暴自弃是自我否定，认为自己没有能力去克服困难。“低调法”是承认现实，不过高、过于完美地要求自己。在这个基础上调节心态，并战胜疾病。

宣泄：我哭我笑我怕谁

小李性格内向，有什么事都不愿说出来，不高兴了就自己憋着。有一次几个好朋友见他总是愁眉不展的，就劝他把不愉快的事说出来。憋了好一阵的小李，终于说出：“自己总是想不开，害怕将来没有好日子过。”一时间，他又哭又说的。几个好朋友耐心地一个劲儿劝他好一阵。小李经大家这么一说一劝，又宣泄出心里的不愉快，感到痛快多了。

分　析

俗话说：“大雨过后是晴空。”当出现不痛快时，可以找个地方，哭哭笑笑地发泄一下；也可以与几个好友说一说心事，心里就痛快多了，这就是“宣泄法”。善于运用适度宣泄的患者，往往能更顺利治疗心理障碍；而不善于运用适度宣泄的病人，患了心理障碍就常得不到顺利的治疗，这实际是所谓“述情障碍”。据《普通精神病学文献》报道，谈话疗法在治疗抑郁症、强迫症等有一定疗效，患者应主动参与。但运用“宣泄法”也要注意适度、适时，注意宣泄对象。注意不要过分发泄和不分场合地大哭大叫，伤了身体又造成不良影响；也不要伤及他人，把火气都发在自己的好朋友、兄妹、父母身上就不合适了；一天到晚的总对别人说自己的不愉快也不好，别人会厌烦，就会成了鲁迅笔下没人搭理的“祥林嫂”；不管别人有没有空、愿不愿听地张口就说也不好，会遭到别人的拒绝，也会伤了自己的心。

补偿：上帝关上一扇门的同时

自从周同学患了抑郁障碍，总觉得自己失去了什么，整天郁郁寡欢的。按医生的嘱咐，周同学将每天的学习、生活安排得很紧凑，还增加了每天的体育锻炼。这样一来，不但他的生活变得更有意义，身体也变得更好了。周同学体会到“患了抑郁障碍，确实不是好事。可增加了每天的体育锻炼，身体和心情反而变得更好了。”这种体会使周同学感到痛快许多，增加了战胜抑郁障碍的信心。

分　析

俗话说：“堤内损失堤外补”，这个意思就是：“此一时的损失，可在彼一时补偿。”有一句名言说：“上帝是公平的，他在关闭一扇门的同时，也打开了另一扇窗。”每位患者都认为患上抑郁障碍会失去很多，但当增加了诸如体育锻炼、唱歌跳舞等自己感兴趣的活动去弥补失去的愉悦时，就是在用“补偿法”调解自己的心态了。当一个人想到，失去东西得到更好的补偿后，心里就会舒服，这就是“补偿法”调解心态的原理，患者和家属可适当应用。

升华：做一个脱离低级趣味的人

余同学长期抑郁障碍，陷在心理危机中，总是认为自己总不能摆脱心理障碍的折磨，感到心里不痛快，见到朋友、熟人好像矮三分。心理医生与她交流，请她谈谈："在干什么事情、什么时间里，心里感到痛快些?"经过一番考虑，余女士说："当把精力都放在学习或与同学、朋友聊天时，就能感到松口气，心里也觉得痛快些。"于是，心理医生就鼓励她多读些好书，同时也多与同学、朋友聊天。就这样，余同学更多地参加社会活动，感到自己还能做有益的事，为社会多做贡献，心里逐渐高兴起来。

分　析

常言道："化愤怒为奋进"或"化压力为动力"都是说当自己受到挫折时，可以做些有意义的事，使自己的心态得到升华，从而战胜疾病、挫折或痛苦，这就是"升华法"。当俄国的保尔在身心都受到伤害，成了看不见、动不了的残疾人时，转而将精力用在写《钢铁是怎样炼成的》这本小说上。当小说受到广大读者欢迎时，保尔也忘掉痛苦，心灵得到升华。

毛泽东在《纪念白求恩》里写道：一个人能力有大小，但只要有这点精神，就是一个高尚的人，一个纯粹的人，一个有道德的人，一个脱离了低级趣味的人，一个有益于人民的人。所以我们不要心眼太小，被一些无聊的事情耽误了自己的前途。

什么是心理治疗

心理治疗是应用心理学的原则和方法，在治疗者与被治疗者的互动关系中，治疗病人认识、情绪与行为、个性等方面的心理问题。

(1) 在心理治疗过程中有心理互动的双方，即心理医生（治疗者）；患者，即被治疗者。治疗者应是经过特别训练的专业人员。被治疗者是有相当主动性、愿与心理医生合作的求治者。他们在心理治疗中，主动审视自己的心理状况，寻找改善方向并努力行动，推进思维、情感、行为、个性的逐渐成熟，他们绝非是被动的接受治疗者，而是主动在争取与治疗者之间的互动，在医患双方的互动中达到治疗目的。在这个心理治疗过程中，患者本人不想进行心理治疗，或被老师、家属强迫来进行治疗的病人，或处于急性期的心理障碍患者无法与医生沟通交流，都没有良好的疗效，这样的患者适合于药物治疗而无法进行复杂、互动、具良效的心理治疗。

（2）心理治疗目的，在于解决心理障碍所面对的心理困难。通过改善被治疗者对人、事的看法；了解症状的出现根源；改变人际关系和非适应行为，而缓解抑郁等症状，同时促进心理状况，尤其是人格的成熟。

（3）因为这一系列治疗有赖于心理学的方法来进行，故称心理治疗。治疗方式可根据在治疗过程中参加与接待的对象不同分为个人、夫妻、家庭及集体心理治疗，在实际治疗中可通过语言、仪器、运动、音乐等方式进行。

焦虑症的克星：森田疗法

（1）森田疗法的概念

公元1920年后，长达近1个世纪的实践中，日本的森田正马博士与他的继承者创造了森田疗法，在治疗多种心理疾病、完善人格等方面积累了丰富实践经验。这种理论的发明者与中国同处东方，与中国人有着共同的文化基础，故在门诊中接受治疗的焦虑障碍病人非常认同这种疗法。

（2）门诊森田疗法的治疗原则

门诊的森田疗法的治疗原则是“顺其自然”。“把自己应该做的事情作为真正的目的、行动准则。在行动中，顺其自然地接受自己的情绪”。有这样一个好心情，才能有一个健康的生活态度。

抑郁、焦虑等负面情绪是患者用个人力量难以控制的。有的病人说：“道理我都明白，就是控制不了烦躁、焦虑的情绪。”而人们能控制的因素是自己的行动，在药物控制了部分症状后，像健康人那样去行动就比任何事都重要。在正确行动中，不良情绪就自然获得更好的改善。即“病人如果有健康人的举止，心理自然会健康起来。”根据森田先生在观察情感变化后，从中发现情感的5条规律：

①如果对情感顺从其自然变化，不良情感的变化就会类似山的形状曲线，经过一起一伏，将会最后消失。例如：失恋的痛苦，不久可忘怀；患病的悲痛，不知不觉地会流逝。

②情感如果满足其冲动时，便会顿挫、消失。如：悲伤时大哭一场，

气愤时大发雷霆，心里反觉轻松些。无论食欲、性欲等本能欲望带来的痛苦，越是压抑，冲动就越强烈。

③如同习惯于某种感觉，情感也会逐渐变得适应。例如：人在寒、噪音的环境中生活久了，就会变得漫不经心。对这些类似感受，如予以抗拒，当作障碍对待，反倒会感受更强烈，这就是久在热的环境中反而不感到热的道理。

④情感如继续受刺激，以及将注意力集中于此时，就会更加强烈。俗话说："烦恼犹如看家狗，打也打不走。"注意力越是集中在情感上，情感就像赶不走的狗，而纠缠不清。在刺激面前，许多人心情紧张，越是这样，动作举止反应反倒笨拙。"莫发牢骚。"也是这个道理，因为发牢骚，会更加激发不愉快的感情。

⑤情感是依靠新的经验去体会，并通过反复体验去培养。没有实际谈过恋爱的人，不知恋爱的酸甜苦辣。在行动中获得成功，会培养人快乐的感受。这就是行动与情感的关系。

（3）相关病例介绍

小王几年来，在上学上课时，总是想着那些没用的事情，如"鸡为什么会下蛋？鸟为什么会飞？汽车为什么会跑？……"她也知道想这些与学习不搭边界的事情一点也没用，可就是控制不住。小王本来性格就多愁善感，因此整天不高兴，甚至不想上学，想回家休养治疗，在家人的陪同下，她找到心理医生，被诊断为强迫障碍。王女士把自己的想法对心理医生讲了，医生用森田疗法对她进行了治疗。

她那"总在想着没用事情"的强迫症状，确实使她痛苦不堪，很难将这些症状驱逐出脑海。建议她采取"顺其自然"的想法，即"如果对情感顺从其自然变化，情感的变化就会类似山的形状曲线，经过一起一伏，将会最后消失"。强迫症状带来的痛苦也是如此，一味与强迫症状斗争，症状造成的痛苦会"继续受到刺激，以及注意力集中于此时，就会更加强烈"。治疗强迫障碍的最好方法，就是"把自己应该做的事情作为真正的目的、行动准则。在行动中顺其自然地接受自己的情绪"，接受"如果有健康人的举止，心理自然健康起来"的建议。鼓励小王继续上学，边学习，边治疗，力图"在应该做的功课中"，使强迫症状"顺其自然"地"经过一起一伏，最后消失”。

按照心理医生的建议，继续上学，力图将注意力放在学习上，而不刻意驱赶强迫症状的出现，并进行药物治疗。数月后，小王感到好多了，强迫症状越来越少，她愉快地学习、生活着。森田疗法不但帮她治疗强迫障碍，也在为她不断完善自己的个性，树立了积极的学习、生活态度。

病例分析

许多病人在森田疗法的治疗下，在积极学习、工作及自己的行动中，症状逐渐缓解。回归社会，不但是治疗心理障碍的方法，更是患者的治疗目标。让我们记住森田疗法的语言：

①日日是好日，日新又日新；

②行动转变性格；

③积极生活；

④顺其自然，为所当为。

简洁的运动疗法与音乐治疗

运动疗法是一种治疗心理障碍的辅助方法。它对改善人的心理状态，帮助人们疏导抑郁、焦虑等负面情绪，振奋精神和勇气，增进社会交往，交流情感，改善孤独感，消除惰性，从只关注自身的不适中摆脱出来，也可强身健体、恢复体质。

人在进行有氧运动时，产生生理性内啡呋，使人感到轻松愉快；也加快血液循环和肌肉运动，使身体改善新陈代谢功能。其心身两个方面的变化就是运动疗法对心理障碍的患者辅助治疗。生理及心理障碍的患者参加运动疗法强度应从弱到强，时间应从短到长。各种情况下的患者都可参加室内外的各种有氧运动。

音乐治疗：第一次听一首好歌，让人回味无穷、耳目一新，这就是音乐的力量。为了调整情绪，音乐治疗可以作为心理障碍的辅助治疗方法。音乐治疗是综合心理学、医学、音乐美学的原理而产生的治病技术，对心理障碍患者的治疗起到积极作用。它可改善人的心理状态，宣泄抑郁、紧张等负面情绪，振奋精神和勇气；增进社会交往，交流情感、改善孤独感，从只关注自身的不适中摆脱出来；进行音乐的创作或再创作，能得到自尊、自爱的情感，摆脱无用感，并获得情感的满足。

患者自助、互助的辅助性音乐治疗有集体参与和个人活动 2 种形式：①合唱团、音乐教室、公园内自由参与的集体合唱都有一定集体参与音乐治疗的成分，病人参加这种活动可获满足归属感、增加人际交往、舒发愉快欢悦的正面情绪；也可满足振奋精神、互相心理支持和安慰、锻炼身体等心理、躯体健康的需求。而正规的集体参与音乐治疗，还需在专门经过心理治疗训练的专家指导下进行更高层次的音乐治疗，这对患有轻度、缓解期的心理障碍患者群体有治疗作用。②个人活动主要针对心理障碍个体的不同病情、爱好、文化程度和修养、年龄、成长背景等选择不同的曲目、时间的长短、治疗背景和环境等因素，因人施治。

心理学意义上的音乐治疗是非常专业的工作，应由心理音乐师进行操作。

心理健康常见误区

（1）“身体健康就是心理健康”

这是人们对心理健康的普遍误解。世界卫生组织（WHO）在其宪章中明确指出，健康不仅指身体健康，还包括心理健康和良好的社会适应能力。所以身体健康并不等同于健康，也不等同于心理健康，它们是相互独立又相互依赖的。只有同时具备身体、心理均健康和社会适应良好的人，才能算是真正健康的人。

（2）“心理问题只发生在少数人身上”

其实，几乎每个人都可能在一生的某个时期发生心理问题，只是程度有轻有重，或自己没有意识到罢了。

（3）“有心理问题就是有精神病”

很多人对“心理问题”十分敏感，并把它和精神病联系起来，认为这是可怕而又可耻的事。其实每个人都会经常出现一些心理困扰，调解不当就会形成心理问题，长久得不到解决才会发展为心理障碍和心理疾病。而且，精神病是一个医学概念，如精神分裂症、躁郁症等是最严重的一种心理疾病，一般的心理问题与精神病之间并没有必然的、内在的联系。

(4) “情绪焦虑和抑郁不是‘病’，也无需治疗”

有些人认为“人生在世，谁没有个烦心事呢”，情绪不好也是正常的，或让它随着时间淡忘掉，或接受现实，认为“命该如此”，哪还用去看心理医生呢？殊不知，焦虑、抑郁等不良情绪长时间得不到排解，会严重影响身心健康，降低人体免疫功能。

(5) “看心理医生是件丢人的事”

很多人认为身体有病尽可以大大方方地去寻医问药，然而看心理医生却是一件很难为情的事情，怕受到歧视和猜疑，甚至怕被当成精神病人看待；另一方面，把自己的隐私暴露给陌生人也觉得不安全、不放心；还有人认为看心理医生的人都是心理变态，这其实是很大的一个误区。

(6) “心理咨询就是听心理医生讲故事”

在心理咨询过程中，咨询师经常会以讲故事的形式启发来访者的认知，然而这只是众多心理咨询技术之一。针对来访者的特点和个性特征，咨询师将采用不同的技术和方法，帮助其充分发挥自己的潜能，排除心理障碍，获得更加成功的快乐人生，绝不仅仅是单纯的讲故事。

(7) “心理咨询只不过是花钱找一个倾诉烦恼的场所”

由于心理咨询遵循保密原则，来访者在心理咨询过程中无须任何掩饰，可以尽情地倾诉烦恼。但心理咨询的功能远远不止于此，接受过专业医学和心理学训练的咨询师能够从多个角度为来访者提供帮助，促进个人成长。

(8) “一次心理咨询就可以解决问题”

由于对心理咨询不了解，人们往往期望值过高，认为通过一次心理咨询就可以解决所有的心理问题。其实，心理问题和身体疾病一样，“冰冻三尺，非一日之寒”，解除病痛也需要一个过程，尤其是心理咨询更需要患者与心理医生的互动配合。

(9) “心理医生能帮我解决所有问题”

有些人表现出对心理医生的过度依赖，把所有问题摆在医生面前后，便等待处方。其实，心理医生的作用在于提供专业的心理支持，帮助患者依靠自身的力量走出困境，促进个人成长和心理健康。

(10) “随便找个心理测验做做，就知道自己心理有没有毛病”

为满足现代人类对探索自己心理和他人心理的好奇心，各种相应的书籍和互联网站提供了各式各样的心理测验。例如，让你想象走进一个森林里会遇到哪几种动物，然后根据答案中动物的种类和出现次序判定你的爱情观。这一类所谓的心理测验的趣味性远远大于其科学性，心理困扰时不应依据这种测验的结果自我诊断，否则往往会令人误入歧途，甚至引发新的困扰。

悲伤哭泣的背后

青春期男同学，更强调男子汉的品格，如果在老师和同学们面前悲伤哭泣，露出“弱者”的形象，不是很好意思的事情，许多人把哭泣流泪看作是一种软弱的表现。因此，在懂事以后就会要求我们不要轻易哭泣。尤其是男同学，更是受到“男儿有泪不轻弹”的约束。

但这种认识对于人的身心健康是有害的。其实，悲伤时强迫自己不哭泣，不让眼泪流下来，对身体健康是极为不利的。流眼泪是人类的一种正常生理现象。在悲伤、紧张、激动、恐惧等情绪反应时，会流泪；在身体的某一部分受到伤害而产生疼痛时，也会流泪；在眼睛受到灰尘、葱和辣椒气味的刺激或者化学药品的刺激时，也会造成流泪。科学家通过研究发现，不同原因引起的流泪，其成分是不一样的，因悲伤等情绪反应而引起的眼泪中含有许多有毒物质，而因刺激引起的眼泪中含有的有毒物质则较少。所以，许多科学家认为，眼泪的功能之一是把身体处于悲伤、紧张等状态下产生的有毒物质排出体外。

现代医学早已证明，为了调节人体内的气体，保持心理和生理的各种平衡与协调，人的七情（喜、怒、忧、思、悲、恐、惊）都应有其自我排解和发泄的机会。而对忧思、悲伤、痛苦的最佳排泄方法，就是痛痛快快地大哭一场。英国生物学家弗雷明曾经指出，人在大哭一场之后，因悲伤而产生的皮质激素等物质及其他有害物质，就能随着眼泪排出体外。

因此，在遇到伤心的事情时，我们没有必要一味地压抑自己的感情，该哭的时候就让眼泪自然地流下来。这不仅可以排出体内的有毒物质，还可以把悲伤的情绪宣泄出来，以防因过度的情绪压抑而引起疾病的发生。

更需注意的是，由于悲伤哭泣而流出来的眼泪，是人体在受到刺激状态下为排解有害物体或物质的自我反应，这与那些被烟酒、葱蒜以及化学物质刺激引起的流泪是很不一样的。只有情发自然的“伤心之泪”，才是有益健康的正常排泄。所以，同学们如果有了伤心的事，尽可以大哭一场，不要将眼泪吞进肚里。当然，要注意场合地点，不能不分时间、地点都随便大哭，那就有伤大雅了。

“笑一笑，十年少”有科学道理吗

中国有句老话，叫做“笑一笑，十年少”，以此说明笑与健康的关系。那么，这句话有没有科学道理呢？笑是心情舒畅、精神愉快的一种外在表现，人体要完成笑这一动作，必须经过复杂的神经反射活动。在进行这种反射活动时，原有的紧张和疲劳便被转移了，原来绷紧的神经也松弛了。因此，大脑就得到休息，因神经紧张导致的血压升高也会得到缓解。

笑还是一种肌肉运动的形式。当人们发笑时，胸部的肌肉会加强运动，使肺部比平时更加扩张，就像做深呼吸一样。所以，笑对呼吸系统有良好的作用。科学家们还发现，人在笑时因胃壁的肌肉收缩使胃壁的张力增加，消化液的分泌地增多。因而促进了食物的消化，提高了食欲。笑还可以促进循环系统的功能，使血液流动的速度加快，使皮肤的血液供应更丰富，肤色更加容光焕发。

笑对心理活动也有明显的影响，它可以使人心情开朗、精神振奋、充满信心。在这种愉快的状态下，学习效率可以大大提高。如果心情压抑、精神焕散，学习效率则会大打折扣。

由此可见，“笑一笑，十年少”是有一定科学道理的。所以，在生活中应该适时地发出微笑，高兴时不妨开怀大笑。

远离黄色网站，保持心灵纯洁

网络黄毒的泛滥，已经成为危害未成年人的世界性问题。

现在，据中国互联网信息中心的调查结果显示，在3亿网民中，青少年上网人数已经达到了1.65亿。青少年网络使用的情况近几年呈现急剧上升的趋势，2007年青少年占27.8%，2008年则上升到了35.2%。面对网络，青少年如何趋利避害、健康上网已经成为社会各界共同关注的问题。心理学研究发现，对于青少年来说，最大的影响则是网络成瘾之后会减少对学习的兴趣。如何找到一个平衡点，让青少年合理利用网络，做网络的主人，这是未成年人网络使用问题的关键。

在中国，随着一轮又一轮的网络清黄运动，全社会在共同努力，为孩子营造一个干净的网络世界！

未成年人之所以是黄网主要“客源”之一，而且呈持续递增趋势，是因为网络上瘾对于未成年人来说，是最容易攻破的心理防线，自制能力和辨别能力较弱，使得一些未成年人禁不住诱惑和好奇去观看色情内容。

青少年因为迷恋黄色网站而导致的犯罪变得越来越多。每当被公安机关拘留，或者主审法官宣判他们的罪行时，少年们流下了忏悔的泪水，都是黄网害了他们，这样的事情真是令人叹息不已。

据了解，目前，国家有关部门正在研究相关的未成年人保护法的修正案，增加黄色网站屏蔽条款，要求学校的电脑都装有过滤软件，要求教师引导学生健康地利用网络技术，如利用网络查找信息资料、推荐有益的教育和娱乐网站、密切学校与学生之间的联系等。专家指出，在浩如烟海的网络信息中，泥沙俱下是难免的，但切不能因噎废食。学校的任务是既要防范，又要引导。

专家们指出，缺少家庭关爱和对新鲜事物好奇容易使孩子受网络垃圾的诱惑。因此，家长一定要给予孩子更多的关爱，将电脑放置在家庭的公共房间，必须安装上网黄色屏蔽软件。另一方面青少年要多多接触有益的事物，用崇高的理想来充实自己，对这些不良的网站不要过于好奇。

为什么少年人会白头

年纪大了，头发渐渐变白，这是人人都能理解的生理现象。但是，有些青少年也长出了白发，这是为什么呢？难道他们也衰老了吗？

首先，我们要搞明白我们的头发为什么是黑色的。毛发根部的毛球和毛囊内含有黑素细胞，它们可以生成大量的黑素颗粒，源源不断地输送到毛发中去，使之变黑。所以，黑素颗粒越多头发越黑，黑素颗粒减少时头发的颜色就会变浅，甚至变白。

有哪些因素可以使黑素细胞或者黑素颗粒减少呢？

（1）年龄因素：随着年龄的增长，身体的各种机能均下降，黑素细胞合成黑素颗粒的数量就随之减少，头发渐渐变白。

（2）遗传因素：有的家庭有少年白头的家族史，在他们的染色体中可能存在破坏黑素细胞的基因。目前，对于这种遗传性的少年白头尚无有效的治疗方法。

（3）营养因素：饮食中缺乏叶酸、维生素 B_1、维生素 B_2、维生素 B_6，或者缺乏铜、锌等微量元素，都可以影响黑素颗粒的合成，使头发变白，并且干枯、易断。

（4）环境因素：经常接受日光的暴晒，或者经常使用高温的吹风机吹头发，或者接触有毒的工业粉尘、化学物质等，也可以使头发变白。

（5）精神因素：自古就有“笑一笑，十年少；愁一愁，白了头”的谚语，也有伍子胥为过昭关而一夜愁白了头的传说。由此可见，我国人民很早就认识到了精神因素与白头的关系。现代科学研究也证明，精神高度紧张，心理压力过大，都会影响黑素细胞的代谢，从而导致白发。

由此可见，头发变白的原因是多种多样的，我们可以根据具体情况进行相应的处理。尤其应该保持心胸开阔，注意防止精神因素导致的白发。

饮食与营养

暖瓶可以盛果汁吗

在日常生活中，一些中小学生习惯将苹果、葡萄、柑橘、杨梅、番茄等果汁倒入暖瓶内，然后再倒进一些开水，稀释成酸甜适口的果汁饮料，以备多次饮用。这种贮存饮料的方法对人体健康非常有害。

大家知道，柑橘、杨梅、葡萄等果汁大多呈酸性，对热水瓶中沉淀的水垢有较强的溶解能力，这就使水垢中对人体有害的物质很快地溶解于果汁中，产生毒害作用。有关测验结果表明，每个热水瓶中的水垢，含镉0.34毫克，砷0.12毫克，铝0.12毫克，汞0.44毫克，以及少量亚硝酸盐等。人喝了含有这些有毒物质的果汁后，就会中毒得病。若长期饮用，还可能导致癌症，千万要注意这一点。

果汁在储藏中，果汁损失最快的成分是维生素C。不同种类的果汁在不同条件下保存，维生素C的损失率也不相同，可以从20%直到100%。一般来说，果汁酸性越大，维生素C能够保存的时间就越长，因为维生素C在这样的条件下最稳定，微生物也不易繁殖。山楂汁、柑橘汁、葡萄汁等打开之后，可以在冰箱中存放3～5日；而酸度较低的桃汁、梨汁等，最好在2日内喝完。

为什么要食用多种纤维食品

食物纤维具有以下有利健康的特点：

（1）纤维食品中含有各种营养素。

（2）科学家的研究验证结果显示，食物纤维至少能预防两种疾病，即心脏病和结肠癌。

（3）某些食物纤维可以降低血液中的胆固醇含量。

（4）抗饥饿。

（5）有通便作用。食物纤维能刺激肠的蠕动，加速粪便排出，减少了粪便中的致癌因子与肠壁接触的机会。

但食入过量纤维会引起胀气、大便次数增多、腹部不适等。只要不偏食，主食粗细粮搭配，副食有荤有素，多食水果、蔬菜、豆类和谷类食物，即是合理膳食。

日常食用的多纤维素食物及其纤维含量主要有：

麦麸31%；谷物4%～10%，从多到少排列为小麦粒、大麦、玉米、荞麦面、薏米面、高粱米、黑米。麦片8%～9%；燕麦片5%～6%。

马铃薯、白薯等薯类的纤维素含量大约为3%。

豆类：6%～15%，从多到少排列为黄豆、青豆、蚕豆、芸豆、豌豆、黑豆、红小豆、绿豆。

无论谷类、薯类还是豆类，一般来说，加工得越精细，纤维素含量越少。

蔬菜类：笋类的含量最高，笋干的纤维素含量达到30%～40%，辣椒超过40%。其余含纤维素较多的有蕨菜、菜花、菠菜、南瓜、白菜、油菜。

干燥菌类：纤维素含量最高，其中松蘑的纤维素含量接近50%，30%以上的按照从多到少的排列为发菜、香菇、银耳、木耳。此外，紫菜的纤维素含量也较高，达到20%。

坚果：3%～14%。10%以上的有黑芝麻、松子、杏仁；10%以下的有白芝麻、核桃、榛子、胡桃、葵瓜子、西瓜子、花生仁。

水果：含量最多的是红果干，纤维素含量接近50%，其次有桑椹干、樱桃、酸枣、黑枣、大枣、小枣、石榴、苹果、鸭梨。

鱼和肉能代替蛋黄吗

有些儿童不喜欢吃鸡蛋，尤其是蛋黄。儿童以为鱼和肉的营养丰富，多吃些鱼肉类食品也行。其实鱼和肉并不能代替蛋黄。

蛋黄是含卵磷脂最多的食物，而卵磷脂在大脑的功能活动中起着非常重要的作用。卵磷脂在被人体消化吸收的过程中，可以释放出胆碱，然后再转化成乙酰胆碱。乙酰胆碱是大脑传递神经信息的一种重要物质——神经递质，脑细胞有了这种物质才能在细胞之间进行信息的传递，才能形成感觉、记忆、思维等。所以，营养学家把卵磷脂誉为“智慧之花”。

除此之外，蛋黄还比较容易消化吸收，是不可多得的营养食品。特别是早餐时，应吃1~2个鸡蛋，为完成一天的学习任务给大脑备好足够的养料。

另外还须指出，熟透的蛋黄更利于消化吸收。有的人受传统习惯的影响，认为没有完全熟透的蛋黄更有营养。其实，这种观点是错误的。生蛋黄不但不易被人体吸收，还可把未杀死的微生物带到体内，给身体造成不必要的伤害。

冰箱中的食物清洁吗

随着生活水平的提高，冰箱几乎成了家家必备的生活用器，人们喜欢把蔬菜、水果以及吃剩的饭菜存放在冰箱中。很多人认为冰箱中是没有细菌的，因此，对存放在冰箱中的食物很放心，取出后不进行任何处理就食用。尤其是夏季，人们喜欢吃刚从冰箱中取出的黄瓜、西红柿以及其他水果，结果却导致了一些疾病。

这是什么原因呢？

冰箱中的温度很低，大部分细菌不能在其中生存，这是人所共知的。但是，在细菌的大家族中，还有一些是喜欢在低温下生长繁殖的，比如小肠菌等。冰箱中的低温正好为它们提供了适宜的生长环境，它们可以在冰箱中的蔬菜、水果上大量繁殖。直接食用带有细菌的蔬菜、水果，可以引起肠炎，严重时还可能引发败血症等。

怎样才能避免这些疾病发生呢？

（1）经常对冰箱进行清洗、消毒，以减少其中的细菌。

（2）从冰箱中取出的水果、蔬菜，要经过彻底冲洗后再食用。

（3）熟食及剩饭剩菜不能在冰箱中久放，且取出后要经过加热处理后才能食用。

冷饮吃多了为什么不好

进入夏季，冷饮市场一片繁荣，对中小学生的诱惑力极大。为了消暑解渴，适当吃些冷饮是可以的。但吃得过多，就会产生不利影响。

（1）降低食欲，影响消化吸收。由于中小学生的胃肠器官尚未完全成熟，吃进大量冷饮，使胃黏膜血管收缩、消化液分泌减少，必然影响消化、吸收功能，造成食欲下降。

（2）引起腹痛，降低身体抵抗力。强冷的刺激会引起胃的痉挛，出现腹痛。常吃冷饮，胃的蠕动加快，使大便不规律。由于胃肠功能紊乱，引起消化吸收障碍，造成身体抵抗力下降。

（3）营养失衡，易患肠道传染病。冷饮的营养价值不高，主要是糖和水分，而大多含糖精、香精、食用色素等食品添加剂，即使符合国家规定标准，太多食用对身体也有害。再遇上不合格的冷饮，更容易发生消化不良、腹泻，甚至感染肠炎、痢疾、伤寒等肠道传染病。

（4）进入青春期的女孩，在行经期过食大量冷饮，还会引起月经不调、痛经等妇科疾患。

中小学生中的小胖子能否“饿治”

近年来，城市里中小学生中小胖子越来越多，既不美观又影响健康。于是，有的学生为了减肥，在学校里采取“饿治”的办法，盲目控制饮食，不吃早餐或中餐，不吃糖，不吃含脂肪多的食品等等。其结果是，体重虽能有所减轻，却非常有损于正常的生长发育。

中小学生正处在长身体的关键阶段，身体需要糖和脂肪等营养物质的综合平衡，糖是人体的主要能量来源，人体必需的一些维生素营养素则在一定量的脂肪参与下方能被吸收利用，脂肪中的胆固醇又是合成维持生命的多种激素的基本成分，脂肪含有的磷脂是人体细胞结构中不可缺少的组成部分。盲目“饿治”，不吃糖、不吃动植物脂肪，就会出现困倦、乏力、注意力不集中、情绪淡漠、智商下降等情况，造成生长减慢或产生疾病。

减肥要讲究科学。适当适量地缓慢控制饮食，绝不可操之过急。最好的方法是，在老师、儿童和同学们的鼓励与带动、督促下，多进行各种各样的体育活动，将脂肪转变为能量，并在运动中挥发。

“洋快餐”时髦不健康

什么是洋快餐？洋快餐是指可以迅速准备和供应的食物的总称，通常可以徒手拿取，不需要使用餐具，大部分可以外带或外卖。这个词语最早出现于西方，20 世纪 80 年代引入中国，亦称“西式快餐”。典型的代表是肯德基、麦当劳、必胜客等西式快餐。洋快餐具有“三高”（高脂肪、高热量、高蛋白质）和“三低”（低维生素、低矿物质、低纤维）的特点，被营养学家称为“能量炸弹”和“垃圾食品”。

洋快餐的危害：

(1) 热量过高。肉量多、蔬菜太少。“炸薯条”大大增加了热量，不仅破坏了维生素，还含有毒性物质丙烯酰胺。

(2) 具成瘾性。有关研究表明，汉堡包、炸薯条、炸土豆片等“洋快餐”可引起进食者内分泌系统变化，使人难以控制进食量。

(3) 有致癌物。研究发现，汉堡包、炸薯条、炸薯片，以及油煎、油炸等食品中含有大量的丙烯酰胺。丙烯酰胺可以导致基因突变，损害中枢和周围神经系统，诱发良性或恶性肿瘤。

(4) 引起儿童性早熟。据报道，天津儿童医院内分泌科，接待治疗过一些性早熟的儿童，儿童五六岁就变声、乳房发育、出现生理性月经。他们的共同特点就是爱吃“洋快餐”。

纤维食品好处多

纤维性食物是饮食平衡的重要因素，它有助于消化食物和维持消化道的正常功能，其作用主要有：

（1）锻炼咀嚼肌，增进胃肠道的消化功能。

（2）促进肠蠕动，从而防止小儿便秘。

（3）减少奶糖、点心类细腻食品对牙齿及牙周的黏着，从而防止龋齿的发生。

（4）增加粪便量，稀释粪便中的致癌物质，减少致癌物质与肠黏膜的接触，有预防大肠癌的作用。因此小儿应经常吃一些含纤维素菜食物。纤维素虽对小儿的生长发育很重要，但也无须专门寻找，只要儿童平素经常吃面包、馒头、大米及其他谷类和水果、蔬菜，就可获得足量的纤维。含纤维量多的食物可能会给小儿娇嫩的消化道带来不必要的刺激，故无必要在常规饮食的基础上再补加这些食物。对于习惯性便秘的小儿，可适当多吃些水果、蔬菜等。一般来说，含粗纤维的粮食有玉米、豆类等。含粗纤维数量较多的蔬菜有油菜、韭菜、芹菜、荠菜等。

中小学生多食蔬菜有哪些好处

（1）蔬菜营养价值高。不同的蔬菜所含的营养成分各有特点。但大多含有丰富的维生素和无机盐。

叶菜类：主要含有丰富的胡萝卜素、维生素 C 维生素 B_2。有的含有大量的无机盐，尤其是铁，吸收利用率高，是贫血病人的重要食物。

根茎类：大多含淀粉较高。胡萝卜含丰富的胡卜素。有的含蛋白质相对较高。

瓜茄类：辣椒含有丰富的维生素 C 和胡萝素，维生素 C 的含量较一般蔬菜高几倍。西红柿、南瓜也含较多的维生素 C 和胡萝卜素。

鲜豆类：蛋白质、碳水化合物、维生素和无机含量比其他蔬菜高。所含的铁也易消化吸收，蛋白质质量较高，是一种营养丰富的蔬菜。

（2）蔬菜可以帮助机体吸收蛋白质、碳水化合物和脂肪。

（3）蔬菜能刺激消化腺的分泌，促进人体对食物的消化和吸收。

（4）蔬菜热量低，体积较大，纤维结构粗糙，含有能抑制糖类转化为脂肪的物质，因此有利于减肥。

（5）蔬菜所含的钾盐有益于心肌活动。

多食果品能够养颜防病吗

研究表明，果品的营养价值很高，它是人体中各种维生素和无机盐的主要来源之一。

医学还证实，常食果品，可利用它们的营养成分和特殊性能，治愈人体的某些疾病。例如：大枣健脾养胃、益血壮神，体虚的人长期服用，可促使身体早日康复；苹果有补心益气、生津止渴、健胃和脾、显泻通便的功能；梨有清热降火、润肺去燥功能；山楂能消食化积、生津止渴；荔枝是补心益气的佳品；葡萄有健胃利尿、治痹的功效。因此，中小学生在条件许可的情况下，多食一些果品既能养颜，又能防病。

中小学生为何宜多食鱼类等水产品

鱼类蛋白质含量多在15%～20%，而且生理价值较高，属于优质蛋白。鱼类脂肪含量低，而且大部分为不饱和脂肪酸，溶点低，极易为人体消化吸收。它能降低胆固醇，有助于阻止血栓的形成；降低血压；抑制皮肤病的发生；有防治动脉粥样硬化和冠心病的作用；有助于减少炎症；促进大脑发育。

鱼类的无机盐含量非常高，不仅有钾、钠、钙、磷、镁，还有极重要的铜、铁、硫等元素。尤其是碘的含量极高，是人体摄取碘的主要来源之一。鱼还含有人体必不可少的微量元素镍、钴、锰和抗癌物质硒。

鱼类的维生素A、维生素B、维生素D含量较高。鱼肝中含有丰富的维生素A、维生素D，是生产鱼肝油的主要原料。

水生贝类含有丰富的锌。它是保证人体免疫系统正常功能的必需物质。

因此，中小学生多食用水产品，不但可增加人体营养，还可补脑，护肤，增加骨质，防治龋齿、佝偻病、夜盲症、贫血等疾病，有助于更好地学习科学文化知识。

为什么要少食含有人工合成色素的食品

人工合成色素是以煤焦油为原料制成的。动物实验证明，人工合成色素进入动物体内可以引起组织器官癌变，并且在其生产过程中，还可能混入砷、铅和有毒的中间物质，这些物质对动物有致癌和致泻作用。

国外有些专家研究发现，人工合成色素可以引起过敏症，如哮喘、荨麻疹、鼻炎、皮肤瘙痒及神经性头痛等。某些人工合成色素作用于人的神经，导致一系列的多动症状。总之，人工合成色素对人体（特别是对中小学生）有危害。

为了健康，要少食含有人工合成色素的食品。

中小学生偏食会引起营养缺乏吗

人体所需要的各种营养素都是由食物供给的，没有任何一种天然食品能包含人体所需要的各种营养素。食品的合理搭配可以取长补短。如牛奶含大量的锌、钙、磷，但几乎无铁、铜、碘；果干（如葡萄干、杏干）含大量的铜和铁；鸡蛋营养丰富，含大量的磷、蛋白质、脂肪和维生素 A，但却缺少人体必需的维生素 C。而蔬菜虽含丰富的维生素和无机盐，但脂肪和蛋白质则很少。动物性食物和海产品是铁、锌、碘、铬等微量元素的好来源；而锰必须从植物性食物中得到补充。另外，混合食用又能大大提高微量元素的吸收率。比如，大米中铁的吸收率仅为 1%，但与肉、肝、绿色叶菜混合食用，则吸收率可提高到 10% 以上。所以中小学生不能偏食，否则会缺乏某些营养，从而影响身体健康和学习。

为什么甜食过量有损健康

很多中小学生喜欢大量吃糖和其他甜食，实际上每个正常人糖的摄入量每天只需要5克，过多摄入将会危害人体。食糖过多会直接影响白血球的吞噬能力。日本大学物理学田材丰教授研究指出：在正常情况下，人体中一个白血球的平均噬菌能力为14，吃了一个糖馒头后变成10，吃一块甜点心后变成5，喝一杯浓奶油巧克力后变为2，吃一杯香蕉甜羹变为1。因此多食糖会降低人的抵抗能力，使免疫功能减退，易患各种疾病。

食糖过多使体内维生素B含量减少，会大大降低神经和肌肉的活动能力。同时食糖后，机体中的酸度增高，碱性物质被调动参加中和，大量消耗钙，而缺钙导致骨质疏松，易发生骨折，也易诱发某些疾病。

大量的甜食，为口腔中的细菌提供了生长繁殖的良好条件，并且减少牙齿的钙含量，使其脱钙，造成龋齿。大量的甜食造成脂肪积存，引起肥胖症。死亡率曲线竟然与一个国家糖的消耗量成正比关系。世界卫生组织在调查了23个国家人口的各种死亡原因之后指出，嗜糖比嗜烟更为可怕。长期嗜食高糖食物的人，平均寿命要比吃正常食物的人缩短20年左右。

中小学生怎样科学饮水

（1）注意记住不能饮用的几种水：

①长时间加热的蒸馏水。水中的一部分硝酸盐变成亚硝酸盐，会使人血液中的血红蛋白变性，血压下降，严重时引起虚脱。还会生成亚硝酸胺与黄曲霉素的强致癌物。

②装在暖水瓶内，一天以上的开水。

③锅炉中反复烧开的水。开水煮久一部分变成水蒸气跑掉了，原来溶解在水中的钙、镁等元素相应增加，会对人的肾脏产生不良影响，严重的会导致肾结石症。溶解在水中的有害物质，尤其是硝酸根离子也相应增加，它是一种毒性很强的物质。

④生水。生水中，特别是农村的天然水源，往往含有大量的致病微生物。

⑤储水。新鲜水储存一段时间后，细菌数会增加。这样的水加热后，细菌释放出硝酸盐还原酶，使水中硝酸盐还原成亚硝酸盐，危害人的健康。

（2）饮水要定时定量。应该同吃饭一样，每日饮水 3 ~4 次，每次 300 毫升。不要渴了才去饮，口渴表示人体水分已失去平衡，细胞已产生脱水。所以口渴时才喝水是不科学的。

（3）饭前不宜大量饮水。饭前大量饮水会冲淡胃液，影响对食物的消化吸收，并会破坏胃酸的杀菌能力。

（4）饮水不宜过量，否则会加重心脏负担。

（5）早晨适量多饮水，补充生理性失水。

为什么食盐过多危害健康

一般成年人每天盐的需要量约为 3 ~9 克，中小学生大约在 3 ~7 克。食盐过多，会给身体健康带来严重危害。

多食盐会引起疾病。盐在体内某些内分泌素的作用下，使血管对各种升压物质的敏感性增加，引起细小动脉痉挛，使血压升高。

多食盐会引起水肿及泌尿系统疾病。过多的盐钠在体内增加，渗入到组织间隙中，导致水潴留形成水肿；还可能引起肾脏疾病。小学生应该特别注意。

吃生鱼有害健康吗

鲜鱼含有丰富的蛋白质、维生素 A、维生素 D 和一定的维生素 B_{12}、钙、磷等。但是有些寄生虫，如肺吸虫的囊蚴可分布在鱼的全身，如肉、头、鳞、皮等处，以鱼肉和鱼头含的囊蚴最多。曾有调查发现 6 条鲩鱼的鱼肉中囊蚴多达 1757 个。如果这种鱼未煮熟或生鱼被人吃了，囊蚴就会进入人体消化道。幼虫破囊移到肝胆管和胆道内发育成成虫，即肝吸虫病。吃进少量囊蚴可无症状，如若一次吃进大量囊蚴或反复多次感染，轻者可出现食欲不振、上腹疼痛、肝肿大等症状，重者可引起腹水，有的还可因成虫在胆道内死亡和产卵形成胆结石。

鱼中寄生虫常见的还有抱茎棘隙吸虫、横川后殖吸虫、猫后睾吸虫、阔节裂头丝虫和肾膨结绒虫等。曾有人做过实验，发现鱼肉中的囊蚴对调味品有抵抗，在酱油中能生存5小时，在醋中能生存2小时。大鱼鱼肉又厚，即使烹调时温度高，短时间内也不能将囊蚴杀死。因此，为了自己的身体健康，一定不要吃生鱼。

中小学生多食冷饮危害健康吗

冷饮，比如冰激凌，含有3.7%的蛋白质，8.7%的脂肪，23.9%的糖及一些钙、磷、铁和维生素等。但是，过多的冷饮进入胃内之后，使胃内的温度聚降，使胃黏膜血管收缩，胃液分泌减少，会使人食欲不振，可能还会引起剧烈腹痛、胃痉挛等。而胃液分泌减少后，杀菌能力降低则容易患腹泻、消化不良、肠炎、痢疾、伤寒等肠道疾病。小学生过多食用还会发生营养不良，影响生长发育和健康。

冷食含有人工合成的色素、香精、糖精、防腐剂，这些成分会引起哮喘、荨麻疹、神经性头痛、行为紊乱、多动症等。许多国家严格规定，任何婴儿食品不得使用这些食品添加剂。但我国目前没有专门为中小学生生产的冷饮、冷食，因此，中小学生食用冷饮、冷食要更加注意，一定不要过量。

食用冷饮的注意事项：进食冷饮时要缓慢，不要暴食、暴饮；剧烈运动后不要马上吃冷饮；饭前、饭后半小时内不宜吃冷饮；不买没有防尘、防蝇设备的散装冷饮，不买不食无商标的冷饮，不用公用皿器喝熟冷饮；患胃肠疾病时不宜吃冷饮。

为什么应少食烤羊肉串

生羊肉串可能有多种细菌，甚至可能有某些寄生虫。而烤羊肉串是高温速熟食品，常常表面焦化而中心部分仍然半生不熟，食用后难免会受病菌或寄生虫感染而患病。如果羊肉是变质的则危害更大。

烤羊肉串多在街头露天制作、出售。空气中的灰尘（每克城市尘土含细菌数以亿计）会落在生、熟羊肉串上。烤好存放，而没有立即食用的羊肉串表面成活的细菌更多。

羊肉串在烘烤时，脂肪滴落在火上燃烧产生的烟中含有大量的致癌物质——苯并芘，能引起皮肤癌、胃癌、食道癌、肺癌等癌症。

烤羊肉串所用的铁针反复使用，不经任何消毒处理，上面可能存在乙肝病毒、蛔虫卵等，在烧烤的中心部位达不到高温，这些细菌、病毒不会被全部杀死，因此，还是要少食烤羊肉串。

为什么营养补品不宜用沸水冲服

有些学生家长为儿童买了大量补品，但要注意，不宜用沸水冲服。

营养补品大多选用优质原料，如奶油、炼乳、奶粉、蛋粉、蜂蜜、可可等精制而成。其中所含的糖化酵素和许多营养素在高温下容易发生分解、变质，甚至被大量破坏。当温度到60～80℃时，其中的某些营养成分的颜色由艳变暗，发生变质。为了不使其营养成分丧失，要用微温的开水或冷开水冲匀后饮用。

小学生为何不宜多食罐头食品

为了达到长期贮存及色香味俱佳的目的，所有罐头都加有人工合成色素、防腐剂、香精等食品添加剂。这些添加剂虽然在食品卫生法规定的范围内，对成人健康影响不太大。但由于小朋友发育尚未成熟，肝脏的解毒功能不完善，食用太多罐头食品会影响身体发育和健康，还会引起某些物质积蓄造成慢性中毒。因此，小学生要以新鲜食品为主，少食罐头食品。

常使用药物牙膏有什么害处

药物牙膏是针对口腔疾病而生产的，大都有较强的适应证。比如洗必泰药物牙膏可使牙周病消灭在最初阶段；脱敏牙膏可防治牙本质过敏症；

氟化牙膏可抑制乳酸杆菌生长，对初步形成的龋齿起抑制的作用。而药物牙膏选用不当，则会产生副作用，形成牙龈炎、口腔炎、舌炎等口腔疾病。另外，一些牙膏中还含有活性较强的染色素，长期使用会染污牙面。因此，牙齿没有毛病的健康人，不要经常使用药物牙膏。

紫皮大蒜抗疾病

大蒜含有2%的挥发油，油中主要成分为大蒜辣素。每100克鲜大蒜含蛋白质4.4克、脂肪0.2克、碳水化合物23克、粗纤维0.7克，还含有钙、磷、铁及微量元素硒。现代医学证明，大蒜具有降低胆固醇和甘油三酯的含量、防止血栓形成、预防动脉硬化的作用。

大蒜中含2种天然抗生素，具有强大的杀菌作用，可以杀灭十几种有害细菌，经常食用可以防治多种传染性疾病。

大蒜能够促进机体对维生素B的吸收，起保护冠状动脉和神经系统的作用。它还可以和维生素B生成一种叫蒜胺的物质，这种物质与维生素B_1的作用相同，并比维生素B_1更强。它能够增进食欲，促进新陈代谢，中小学生多吃蒜能加强记忆力。

大蒜有刺激脑垂体，控制内分泌腺的功能，同时可以调节人体碳水化合物和脂肪的消化与吸收。

大蒜中含有多种抗癌物质，并抑制某些致癌物合成，减少人体吸收。常食用大蒜可以预防某些癌症，尤其是消化道癌症。

但大蒜会刺激胃，使胃酸分泌增加，有胃病的中学生应尽量少吃或不吃。

大蒜是人们广泛食用的配餐佳品，又是一种用途很广的药。民间常用它治疗腹泻、痢疾、百日咳、肺结核、预防感冒等。

大蒜性温，味辛辣，其有效成分是含挥发性大蒜素，有抑菌作用。例如对痢疾杆菌、大肠杆菌、金黄色葡萄球菌等有较强抑制作用，还具有杀虫、解毒、消痈等作用。大蒜素受热易破坏，故以生用为好。紫皮蒜抗菌效果比白皮蒜好。

蔬菜营养易流失，烹调食用有技巧

蔬菜中含有丰富的维生素、矿物质、糖类、氨基酸、纤维素，还有黄酮类、双黄酮等功能因子，是青少年生长发育不可缺少的食物。然而，如果吃法不当，会使蔬菜中的营养物质丧失或遭到部分破坏，甚至还会影响青少年健康。

洗菜的方法有讲究。蔬菜上残留的农药，对青少年健康有害。正确的做法是将蔬菜放在清水里浸泡 20 分钟左右，让农药充分溶解在水中，然后用清水反复冲洗；或用淘米水浸泡 10 分钟倒去，再反复用水冲洗。

7 种吃法需取缔：

（1）先切后洗。不少儿童习惯将蔬菜切小后再洗，殊不知，蔬菜中许多营养素是水溶性的，切细后的蔬菜经洗涤后会损失更多的营养物质。正确的做法是先洗再切，把营养的损失减到最小。

（2）烧煮时间太久。蔬菜中的维生素都怕热、怕煮，维生素 C 遇热更易氧化。据测定，烧煮过久，蔬菜中的维生素 C 要损失 60% 左右。久烧的绿叶菜也会变黄，色、香、味都打了折扣。正确做法是大火快炒，不仅色美味好，而且菜里的营养素损失也少。在烧菜时加些醋也有利于维生素的保存。

（3）用油量过多。有的人好在炒菜中加了很多油，然而无论是素油还是荤油 1 克的热量都在 9 千卡左右（1 千卡 =4. 18 千焦耳），多吃会导致热量摄入过多引起肥胖，也为高血压、糖尿病等疾病埋下了隐患。正确的做法是烧菜时适当加油，千万别加太多。

（4）食用隔夜菜。隔夜菜中的维生素 C 及维生素 B 已被大量破坏。如炒好的青菜放置 1 小时，维生素 C 就会损失 50%。而且隔夜菜即使放在冰箱内也易被细菌污染引起变质，吃了会发生食物中毒。正确做法是烧的菜量不要太多，最好现烧现吃，这样既卫生又有营养。

（5）丢弃汁和汤。妈妈在给青少年做菜粥、菜饺时，往往会把汁水挤掉，这样其实将菜中 70% 的维生素及矿物质都丢弃了；给青少年吃菜时不连汤一起吃，也会浪费汤中的大量维生素。正确的做法是将蔬菜剁碎，与肉等一起搅拌让菜汁渗到馅中；还要记住给青少年吃菜也要喝汤哟。

（6）长期只吃素。有些家庭有吃素不吃荤的习惯。然而青少年处于生长发育阶段，需要较多的优质蛋白补充。然而植物蛋白大多属于“不完全蛋白”，缺少人体所需的必需氨基酸、锌及胆固醇，影响青少年生长发育。正确的做法是青少年的饮食要荤素搭配。

（7）冷藏方法不当。虽然冰箱冷藏可延缓蔬菜腐败变质，但不是温度越低越好。多数蔬菜适宜的保存温度是 3～10℃。黄瓜还不能低于 10℃，否则会变软，并渗出透明的液体，清香味也会荡然全无。此外，黄瓜、西红柿最好不要保存于冰箱内。

酸奶的作用

由于酸奶一般都是由优质的鲜牛奶经过乳酸菌发酵而成，所以其营养价值虽然略逊色于鲜奶，但在营养成分上同鲜奶的差别并不大。但有一点我们必须弄清——酸奶的营养价值很高，但是酸奶饮料却并非如此。因为酸奶饮料只是饮料的一种，而不再是牛奶，其营养成分也只有酸奶的 1/3。

（1）乳酸菌的功效：乳酸菌是人体有益菌，在肠道内抑制病原菌和有害菌的生长繁殖，起到预防感染的作用，同时促进食物消化吸收并预防便秘发生，降低血清胆固醇的水平，预防由冠状动脉硬化而引起的心脏病，提高人体的免疫力，增强对癌症的抵抗能力。

（2）酸奶中双歧杆菌的功效：人体双歧杆菌数量多少是衡量人体健康标准之一，双歧杆菌为零时，人的生命就完结了。双歧杆菌能够保护身体不受病原菌感染，抑制肠内腐败情况，制造维生素，促进肠子的蠕动，防止便秘、腹泻的产生，提高身体的免疫力，分解致癌物质。

（3）酸奶给儿童的好处：酸奶是钙质的最好来源，1 袋酸奶约可提供 250～300 毫克钙，可达推荐膳食供给量的 1/2，其吸收利用率胜过蔬菜、豆类等植物，酸奶中钙磷比例合适，利于生长期儿童构造骨、齿。

注意事项：①如果早晨喝酸奶，除了防止空腹外最好先喝一些白开水。

因为在空腹时喝酸奶，乳酸菌很容易就会被胃酸杀死，其营养价值和保健作用就会大大降低。②酸奶也不宜加热饮用。因为酸奶一经蒸煮加热后，所含的大量活性乳酸菌会被杀死，酸奶特有的口味和口感都会消失，其营养价值和保健功能也都会大大降低。③在喝完酸奶后，爸爸妈妈一定要督促小孩快点漱口，否则很容易出现龋齿。

合理补钙

让我们先来了解一下钙对人体的生理作用吧，人体中的钙绝大多数以钙盐的形式存在于骨骼中，作用使骨骼更坚硬。极少的钙也存在于血浆中，离子钙维持神经肌肉的稳定性，血钙过少兴奋性增高引起抽搐，过多引起精神症状或肌无力。血中的钙一般情况下相当恒定，人体血钙降低时，沉积于骨骼上的钙就会解离出到血中，维持生理作用。很多儿童缺钙很明显，但血钙并不降低也不引起临床症状就是这个原因。

知道了作用，大家就知道钙不是越多越好。很多的儿童其实不需要药补，只要平时饮食中多用些含钙高的食物，适当的户外运动可以了。儿童身高增长较快的时候需要补钙，每日小剂量连喝个一两盒也无大碍。有症状或化验支持补钙的，也不能盲目补给，需在医生指导下，足量补给。补钙除了合理选择钙制剂之外，多晒太阳、均衡营养、科学烹调等也很重要。日常有许多食物可供钙源补充。这里介绍一些富含钙的食品：

(1) 乳类与乳制品：牛、羊奶及奶粉、乳酪、酸奶、炼乳。

(2) 豆类与豆制品：黄豆、毛豆、扁豆、蚕豆、豆腐、豆腐干、豆腐皮、豆腐乳等。

(3) 海产品：鲫鱼、鲤鱼、鲢鱼、泥鳅、虾、虾米、虾皮、螃蟹、海带、紫菜、蛤蜊、海参、田螺等。

(4) 肉类与禽蛋：羊肉、猪脑、鸡肉、鸡蛋、鸭蛋、鹌鹑蛋、猪肉松等。

(5) 蔬菜类：芹菜、油菜、胡萝卜、萝卜缨、芝麻、香菜、雪里蕻、黑木耳、蘑菇等。

(6) 水果与干果类：柠檬、枇杷、苹果、黑枣、杏脯、橘饼、桃脯、杏仁、山楂、葡萄干、胡桃、西瓜子、南瓜子、桑椹干、花生、莲子等。

注意事项：

①食物保鲜贮存可减少钙耗损。②牛奶加热不要搅拌。③炒菜要多加水、时间宜短，切菜不能太碎。④菠菜、茭白、韭菜都含草酸较多，宜先用热水浸泡片刻以溶去草酸，以免与含钙食品结合成难溶的草酸钙。⑤乳糖可贮留较多膳食钙。⑥高粱、荞麦片、燕麦、玉米等杂粮较稻米、面粉含钙多，平时应适当吃些杂粮。

煮牛奶的窍门

喝牛奶时应该注意些什么？

大家都知道，牛奶是一种含有丰富蛋白质的饮料，又是一种经济方便的食品。在日常生活中，你可能每天都喝牛奶。但是，你知道喝牛奶时应该注意些什么事情吗？

(1) 煮牛奶不要去上面的奶皮：在煮牛奶时常在牛奶表面上产生一层奶油皮，不少人喜欢将这层皮去掉。这是不对的，因为这层皮内含有丰富的维生素 A，维生素 A 对宝宝的眼睛发育和抵抗致病菌很有益处。奶皮也叫干奶酪，和西餐中称作“忌司”的相似，是青海农牧地区农民用牛奶制成的著名土特产品之一，为牛奶制品中最可口的营养食品。其制作历史已近百年。有名的奶皮产地是海北藏族自治州的门源回族自治县。

(2) 牛奶保存避免光照：牛奶在阳光下照射 30 分钟，维生素 A 和维生素 B 及香味就会损失 1/2。

(3) 避免与酸性食物同食：牛奶进入胃肠后，先由胃液中的胃蛋白酶、胰蛋白酶与牛奶中的蛋白结合，然后才进入小肠消化吸收。若喝奶后马上又食用含有机酸多的水果（如柠檬、李子、橘子等）或酸性饮料，会使其中的果酸与牛奶中的蛋白质凝结成块状物，难于消化吸收，并且会出现腹胀、腹痛、腹泻等症状。因此，饮用牛奶后不要马上吃酸性水果，或者喝酸饮料。吃水果的时间以饭后 30～60 分钟左右为宜。

（4）煮牛奶加糖不好：①有人在给婴儿煮牛奶时，为了使糖溶化得快，常常把牛奶和糖一起煮，这是不科学的。因为牛奶中的赖氨酸与果糖在高温下，会生成一种有毒物质——果糖基赖氨酸。这种物质不能被人体消化吸收，会对人体产生危害。如果要放糖，最好等牛奶煮开后再放糖。②另外，牛奶中放糖，要放白糖，不要放红糖，因为牛奶中的蛋白质遇到酸、碱后，会发生凝胶或沉淀。红糖质地较粗，含非糖物质较多，其中含有一定量的草酸和苹果酸等。如牛奶加入红糖，有机酸达到一定含量时，就会使牛奶变性沉淀，不能食用。

（5）牛奶小心煮得太久：有的父母认为给婴儿煮牛奶的时间越长越好，这样可能消毒得更彻底，更容易消化吸收。其实不然，牛奶含有丰富的蛋白质，加热时，呈液态的蛋白质微粒会发生很大变化。当牛奶温度达到60～62℃时，就会出现轻微的脱水现象，蛋白质微粒由溶液状态变为凝胶状态，并出现沉淀。

（6）牛奶中加钙粉不合理：有的母亲为给儿童加强营养，便把钙粉、钙片加入牛奶中喂儿童，殊不知这种做法却事与愿违，结果钙没有得到补充，反而影响了其他营养素的吸收。因为牛奶中的蛋白质遇到钙，会凝结成块，使人体对蛋白质与钙的吸收均受到影响。

（7）保暖杯内不宜长久储存牛奶：牛奶煮沸后放在保暖杯中，时间一长，温度会逐渐下降，牛奶中的蛋白质及糖分是细菌很好的培养基。在适宜的湿度下，细菌就会生长、繁殖，使牛奶中微量的维生素全部破坏掉，长期食用会影响孩子的健康。

（8）冰冻牛奶不宜多喝：牛奶的冰点低于水，平均为－0.55℃。牛奶结冰后，牛奶中的脂肪、蛋白质分离，干酪素呈微粒状态分散于牛奶中。再加热溶化的冰冻牛奶，味道明显淡薄，液体呈水样，营养价值降低，这样也就达不到给小孩增加营养的目的了。

生食鸡蛋对健康有害吗

一些中小学生误认为生食鸡蛋有益健康，这是错误的。

生食鸡蛋不容易消化与吸收，而且既不卫生也不安全。因为生鸡蛋是一种半流动的胶状液体，吞下后经过肠道发酵，会产生一些对人体有害的物质，影响身体健康。并且它在人体胃肠内停留时间很短，与消化液接触面小，容易造成蛋白质的消化不完全，大部分蛋白质随粪便排泄出去。

同时，鸡在生蛋及运输过程中，蛋壳表面受污染，附着许多细菌，这些细菌可以通过蛋壳毛孔进入蛋内，并且蛋的内部也有少量细菌。因此，鸡蛋必须熟食才安全。

有些人认为生吃鸡蛋可以获得最佳营养。其实，吃生鸡坏处多多，对人的健康是十分有害的。

生鸡蛋中含有抗酶蛋白和抗生物蛋白。前者阻碍人体肠胃中的蛋白酶与蛋白质接触，影响蛋白质的消化、吸收；后者能与食物中的生物素结合，形成人体无法吸收的物质。但是上述两种存在于生鸡蛋中的有害物质，一经蒸煮就被破坏，不再影响人体对营养素的吸收。

生鸡蛋的蛋白质结构致密，胃肠里的消化酶难以接触，因而不容易被消化吸收。而煮熟了的鸡蛋蛋白质的结构变得松软，容易被人体消化吸收。

大约10%的鲜蛋带有致病菌、霉菌或寄生虫卵。有的家长用开水冲鸡蛋加糖给儿童喝，由于鸡蛋中的病菌和寄生虫卵不能完全杀死，容易引腹泻和寄生虫病。如蛋中有沙门菌，还会引起食物中毒。新近发现，鸡蛋壳上可能带有O—157肠出血性大肠杆菌，即使菌量极少，如果生吃鸡蛋食入之，也足以引起食物中毒。民间有人用吃生鸡蛋的方法来治疗小儿便秘，既治不了便秘，还会传染人畜共患的弓形虫病。这种病发病较急，全身各器官几乎均受到弓形虫的侵犯引起病变，严重者还会导致死亡。

因此，鸡蛋一定要煮熟吃，以吃蒸蛋最好。切记不宜用开水冲鸡蛋，更不能吃生鸡蛋。

为什么要少吃有人工合成色素的食品

同学们通常喜欢各种添加了色素看起来花花绿绿的零食，但少儿的肝脏解毒和代谢功能都比较脆弱，如果摄入过多的人工合成色素，会加重肝脏及胃肠道的负担，干扰体内正常的代谢反应，出现不同程度的食欲不振、消化不良、腹痛、腹泻，甚至导致儿童好动、注意力不集中。家长应引导小孩食用颜色天然的食物如新鲜的五颜六色的水果，平时给小孩买食品时，也要留意食品标签上的成分表，如果有上述人工色素则尽量别买。

目前我国允许向食品中添加的色素有天然、人工合成2类，前者相对更安全。目前我国允许添加的人工合成色素有苋菜红、胭脂红、柠檬黄、日落黄、靛蓝等，而国家对其允许添加的食品品种、范围和用量都有严格规定。

人工合成色素对人体健康有害无益，可引起多种过敏症。近年来，一些科学家研究认为，小儿多动症与人工合成色素有关。某些人工合成色素作用到神经介质，影响到冲动传导，从而导致一系列多动症症状。

尤其要注意的是，我国明确规定婴幼儿食品中严禁使用任何人工合成色素，因为人工色素会给婴幼儿的肠胃带来不利影响，所以家长在给儿童选购食品时，尽量避开添加了人工色素的食品。

购买食品时要注意区别人工色素与天然色素。

常见的天然色素有：

(1) 姜黄素：是多年生草本植物，称为黄金或称姜黄，根茎中所含的黄色色素是主要成分。纯姜黄素为黄色结晶性粉末。着色性强，特别适用于蛋白质着色。

(2) 虫胶色素：虫胶色素是紫胶虫在其寄生植物上所分泌的原胶中的一种色素成分。虫胶色素分为溶于水、不溶于水的2大类。水溶性者为虫胶红酸，在酸性时对光和热稳定，色调随酸减度的不同而不同。

(3) 红花黄色素：是红花色素中的一种黄色色素。能溶于水和乙醇，不溶于油脂。

(4) 叶绿素铜钠盐：为蓝黑色具金色光泽的粉末，有胺样味，易溶于水，水溶液呈蓝绿色，耐光性较叶绿素强。

(5) 红曲米：是我国传统使用的天然红色色素之一。生产方法是将紫红曲霉接种在米上培养而成。主要供制造叉烧肉、红色灌肠、红腐乳及某些配制酒时染色之用。

(6) 酱色：即焦糖，是我国传统使用的天然色素之一，为棕褐色或黑褐色的液体。液体的焦糖是把蔗糖或麦芽糖浆在160～180℃的高温下加热3小时，使之焦糖化，然后用碱中和制得。为使反应加速，有时加铵盐作催化剂。焦糖本身无毒，但加铵盐生产的焦糖含有一种含氮的杂环化合物质4－甲基咪唑，此物具有致惊厥作用，若含量较高则对人有害。

(7) 胡萝卜素：为人类食品中正常成分，是人们所需要的营养素之一，可作为奶油着色剂。

(8) 辣椒红素及甜菜红：分别从辣椒中和甜菜的根中提出来的红色色素。前者是一种类胡萝卜素。对人无毒性，用于罐头食品。

中小学生挑食偏食坏处多

随着物质生活的好转，食物种类的日益复杂，偏食的学生越来越多。什么是偏食？偏食是指只喜欢吃某几种食物的不良习惯，例如只喜欢吃鱼、肉，而不喜欢吃蔬菜。挑食反映在就餐时只吃些自己喜爱的食物而排斥其他食物。偏食、挑食已成为当今不少少年儿童的通病，也是造成少儿某些营养素不足的原因之一。例如有的人不喜欢吃蔬菜、水果或不喜欢吃肉类，从而导致缺铁性贫血。因为在他们的膳食中，尽管并不缺少铁，但是，由于铁需要与维生素C和肉类中分解的胱氨酸结合成为可溶性物质后才易吸收。因此，不吃蔬菜和水果，维生素C摄入不足，自然也就影响了铁的吸收。

少儿偏食、挑食习惯的形成，主要与儿童和周围的人的饮食习惯有关，也与人们日常对食物贵贱评论给他们在心理上留下的好恶印象有关。当人们以自己的喜好片面地评论或选择食物，而忽视了食物中的营养素对儿童少年健康的影响时，往往在不知不觉中使儿童少年养成了偏食、挑食的习惯。所以，预防偏食、挑食，首先应从家长做起，即家长自己首先不应该偏食和挑食，身教和言教并重，并且身教重于言教。为了发挥身教的作用，那怕是家长平时不喜欢吃的食物，也要带头吃，培养儿童吃。当少年儿童已经形成偏食、挑食的习惯时，要听从家长和教师的教导，改掉这不良的习惯。

挑食偏食不利于生长发育。因为粗粮、细粮、鸡、鸭、鱼、肉、各种蔬菜等食物所含的营养成分是不同的。一次同食几种食物就能保证人体所需的各种营养成分。此外，医学上还有一种“蛋白质互补”的理论，即认为不同食物中各种营养成分可以互相促进。不同的食物混合在一起吃，比单纯吃一种食物营养价值要高。由此可见，儿童挑食就不能保证生长发育的营养需要，还可能使儿童产生一种特殊的心理，儿童显得娇弱，对他健康成长是有害的。家长一定要注意纠正儿童的这个坏习惯。

对儿童患者是否偏食进行调查结果发现，约 60% 青少年近视眼患者有偏食习惯，多数不喜欢吃蔬菜，也有不少人不喜欢吃荤菜。其中一对孪生姐妹，家族中无一人是近视眼。出生时双胞胎体重不相上下，1 周岁时发育情况亦相同。由于父母在外资企业任职，工作十分紧张，不得不将姐姐送到浙江老家由祖母领养，妹妹留在父母身边。随着年龄的增长，在父母身边的妹妹体弱多病，在祖母身边的姐姐健康结实。到了上学年龄，姐姐回到上海，一双大眼睛炯炯有神，双眼视力 1.5；而妹妹一双大眼睛毫无生气，双眼视力仅 0.6，需加 100 度镜片才矫正到 1.5。经询问才得知，两个人的生活习惯和饮食结构有着明显的差异：妹妹嗜吃零食、冷饮，从不喝白开水，看到蔬菜就摇头，饮量不及姐姐一半，喜欢看电视；而祖母用传统的方式喂养姐姐，一天三餐荤素搭配，每天吃新鲜蔬菜，还经常吃一些粗粮，如南瓜、地瓜、玉米等。笔者难以相信眼前这姐妹俩是一对双胞胎。据父母说，姐妹俩性格很相似，活泼好动、喜欢跳舞，并且喜欢的颜色都是紫红色的。可见偏食不但影响生长发育，而且对视力的损害也是显而易见的。

中国人以谷类食物为主食，谷类中蛋白质的含量较少，所含氨基酸的种类也不全。因此，饮食必须由多种食物搭配，才能达到互补的作用。青少年的饮食内容必须多种多样，偏食、挑食对视力不利，对身体健康更不利。

中小学生为什么要吃好早餐

大脑的能量消耗占每天身体能量消耗的 20%。大脑消耗的能量来源主要是葡萄糖，从每餐的主食中提供，所以大脑对血中糖含量的变化极为敏感。当血糖过低时，人首先出现饥饿感，并会有头晕、心慌、四肢乏力、思维迟钝等低血糖症状，严重影响脑组织的机能活动。睡眠是人体必需的生理活动。睡眠时，体内各器官的代谢活动降低，大脑皮层由兴奋转为抑制，耗氧减少，有利于血液中营养液、氧气的自我补偿，以积累精力。这既可保护神经细胞避免过度疲劳，又促进神经细胞功能的恢复。中小学生正处于生长发育的高峰，充足的睡眠可以保证脑下垂体分泌足够的生长激素，有利于身体的正常发育和个子的增高。早晨起床时，相距头天晚餐已有 10 多个小时，胃肠道已排空，身体的血糖水平处于一日的最低点，虽然通过分解脂肪、蛋白质能维持住血糖，但要满足一上午的学习、活动是远远不够的，如果不进早餐或早餐胡乱吃一点儿，就无法胜任上午的学习，甚至出现“低血糖症”。中小学生正是长身体的时候，长期不吃早饭，就会影响大脑的正常发育和身体健康，使学习成绩每况愈下。所以中小学生不但要吃早饭，还要吃好。可吃营养丰富的鸡蛋、火腿肠、汉堡包、牛奶、豆浆、粥、馒头、包子、馄饨等。

为什么甜食过量有损健康

糖是每个家庭必备的食品，也是儿童的心头好。在糖的甜蜜之中隐藏着对人体健康的威胁。日常饮食中，很多儿童偏爱甜食，常常会因过量食糖而导致多种疾病。

甜食过量将导致维生素 B 缺乏，毒素积于体内。因此可以通过多吃富含维生素 B_2 的食物补充，例如奶类及其制品、动物肝肾、蛋黄、鳝鱼、胡萝卜、香菇、紫菜、芹菜、橘子、柑、橙等。

人们摄入糖后，在体内分解糖产生热量的同时，其所产生的代谢产物需要 B 族维生素参与解毒，最后排出体外。长期过量食糖，会使体内的 B 族维生素因消耗过多而缺乏，以致废物蓄积于人体；同时又使体内的热能代谢，蛋白质、脂肪、碳水化合物代谢以及脑与组织中能量转化受到负面影响。

甜食过多会引起高血压，造成肥胖。摄入过多的糖，可刺激人体内胰岛素水平升高，使交感神经活性增高，直接引起血管紧张度增加，这可能成为引起高血压的原因之一。另外，血中高胰岛素水平也会增加肾脏过多吸收钠和水，引起水、钠滞留体内，血容量增加而引发高血压。食糖过多，产生的过多热量会转化为脂肪，造成人体肥胖，而肥胖又是众多疾病之源。

影响健康的食物毒素来源

（1）烧焦食物：如烧烤过的食物，含大量致癌物质。

（2）高温烹调的食物；用100℃或以上温度烹调的食物，营养物质几乎全部丧失，并且有可能产生对身体有害的成分。

（3）腐败食物。

（4）已发芽的食物：注意马铃薯有无发芽，花生有无长霉。马铃薯的芽内龙葵素，花生的霉内含黄曲霉素，都是会致人死亡的毒素，一定要注意。

（5）食物添加剂；含对人体有害的化学成分。

（6）漂白过或含色素、防腐剂、糖精的加工食品：例如漂白过的开心果、雪耳、腌制零食等。

（7）制作不洁的发酵食物：如臭豆腐。

（8）用回锅油煎炸的食物：如油条、炸鸡等。

在公共场所应该注意哪些卫生问题

公共场所人多，空气比较污浊。那么，空气为什么污浊？在污浊的空气中都含有些什么东西？

其中有人们呼出的二氧化碳、有从呼吸道带出的细菌和病毒、有因人们走动而带起来的灰尘颗粒及存在于灰尘中的细菌等。

在这些细菌中，有一些是致病菌。所以，呼吸了这样的空气，有可能沾染致病菌，引起呼吸道的疾病，并通过呼吸道引起全身性的疾病。如流行性感冒、麻疹、天花、水痘、腮腺炎、脑膜炎、白喉、百日咳等。所以，我们应该注意：

（1）如果你的体质比较弱、抵抗力比较低，要少去或者不去公共场所，以减少患病的危险。

（2）如果你正在病中，更不要去公共场所。一方面是因为病中身体的抵抗力很低，容易感染其他疾病；另一方面你所携带的细菌也会污染环境，传染别人。

（3）在公共场所咳嗽或打喷嚏时，要用手绢捂住口鼻，以防细菌扩散。

（4）不要随地吐痰，因为痰中含有细菌，在地上干燥后可随尘埃飘浮在空气中，并通过呼吸道传染疾病。

（5）使用电话等公用物品时，嘴不要离话筒太近，那样容易沾染上细菌。更不要随便用别人用过的手帕、毛巾、杯子等物品。

你知道哪些是致癌食物吗

现列出致癌食物的黑名单，仅供日常饮食之参考。

（1）盐渍腌制品鱼：咸鱼产生的二甲基亚硝酸盐，在体内可以转化为致癌物质二甲基亚硝酸胺。虾酱、咸蛋、咸菜、腊肠、火腿、熏猪肉同样含有致癌物质，应尽量少吃。

（2）烧烤类食物：烤牛肉、烤鸭、烤羊肉、烤鹅、烤乳猪、烤羊肉串等，因含有强致癌物质不宜多吃。

（3）烟熏制食品：如熏肉、熏肝、熏鱼、熏蛋、熏豆腐干等含苯并芘致癌物质，常食易患食道癌和胃癌。

（4）油炸类食品：煎炸过焦后，产生致癌物质多环芳烃。咖啡烧焦后，苯并芘会增加20倍。油煎饼、臭豆腐、煎炸芋角、油条等，因多数是使用重复多次的油，高温下会产生致癌物。

（5）常霉变物质：米、麦、豆、玉米、花生等食品易受潮霉变，被霉菌污染后会产生致癌毒草素——黄曲霉菌素。

（6）隔夜熟白菜和酸菜：会产生亚硝酸盐，在体内会转化为亚硝酸胺致癌物质。

（7）槟榔：嚼食槟榔是引起口腔癌的一个因素。

（8）反复烧开的水：反复烧开的水含亚硝酸盐，进入人体后生成致癌的亚硝酸胺。

专家开给小朋友的防癌食谱

营养医学专家表示，合理的膳食结构、保持良好的营养和抗氧化状况是防治癌症的有效措施。

专家建议以植物为主，动物性为辅的防癌健康食谱包括：每天300克谷类食物（其中1/3豆类、1/3面粉类）；500克蔬菜，其中必须有300克绿叶菜；200克动物性食物，如鱼类、禽类、蛋类、瘦肉；250克牛奶；50克黄豆制品。

此外，可用食疗适当补充抗氧化营养素，如维生素C、胡萝卜素，多吃含有维生素E、植物活性物质的种子、硬壳类食品及多酚类的茶叶、黄桐类的山楂、枸杞、银杏、大豆、菌类的灵芝等均可增强免疫力，预防癌症。防癌食物可分为8大类——

（1）洋葱类：大蒜、洋葱、韭菜、芦笋、青葱等。

（2）十字花科：花椰菜、甘蓝菜、芥菜、萝卜等；化妆品成分可能引发乳腺癌。

（3）坚果和种子：核桃、松子、开心果、芝麻、杏仁、胡桃、瓜子等。

（4）谷类：玉米、燕麦、米、小麦等。

（5）荚豆类：黄豆、青豆、豌豆等。

（6）水果：柳橙、橘子、苹果、哈密瓜、奇异果、西瓜、柠檬、葡萄、柚、草莓、菠萝等各种水果。

（7）茄科：番茄、马铃薯、番茄薯、甜菜。

（8）伞状花科：胡萝卜、芹菜、荷兰芹、胡荽（香菜）、莳萝等。

日常生活习惯

新内衣不洗就穿对吗

有些中小学生图省事，买回新的内衣后，不经洗涤，就直接穿在了身上。这样做是不正确的。

应该知道，服装厂在加工内衣的过程中，经常用甲醛树脂、荧光增白剂、离子树脂等多种化学添加剂进行处理，以达到防缩、增白、平滑、美观的目的。如不清洗就穿在身上，残留在衣服上的化学添加剂与人体皮肤接触后，就会使皮肤发痒、发红，或引起皮肤其他过敏反应。另外，一块布料从出厂到商店，最后到制作，先后经过许多道工序，在这诸道工序中，都离不开用手接触，因此不可避免地通过手把细菌带到内衣上，所以，买回内衣后，一定要先清洗，然后再穿。

为什么内衣和外衣要分开

许多人在生活中遵循“穿衣带帽，各有所好”的说法，随便乱穿衣服，甚至内衣与外衣混用。这是很不卫生的。

在我们生活的环境中存在着许多细菌，外出活动时外衣上就可能沾染上这些细菌。而内衣是直接接触皮肤的，对卫生的要求较高。如果把带有细菌的外衣与内衣混穿，可能引起一些传染性疾病。洗衣服时最好也把内衣与外衣分开。

在穿衣服时，对于颜色和款式，完全可以按照“各有所好”的原则进行取舍。但一定不要忘记下面两点：

（1）内衣要专用，以保证皮肤的清洁卫生。

（2）从外面回家后马上换上居家穿的衣服，以保证居室内的卫生。否则，一些病原菌可以通过污染生活用具，间接地引起疾病。

为什么有些衣服可以引起皮肤不适

有的人在穿上新衣服后出现皮肤瘙痒的症状，有的甚至出现皮疹。这是为什么？

其实，这是因为选择衣服不当引起的。下列衣服在一定程度上可以引起皮肤的不良反应：

（1）化纤面料的内衣。这种衣服具有价格低廉、结实耐用等优点。但它是以煤矿石油、天然气等为原料的，其化学结构中缺少亲水基团，吸湿性能差，通气性能也差，而且具有较强的静电作用，可以刺激皮肤。

（2）色彩鲜艳的内衣。这种衣服在染色处理时使用了大量的增白剂、染色剂等化学物质，它们对皮肤有刺激作用。

（3）款式不当的内衣。过紧的紧身衣对皮肤造成伤害，并且影响皮肤的通气，尤其是接触皮肤表面者。

所以，在挑选内衣时应该注意面料和款式。面料应选择全棉的，款式应选择宽松的，颜色应选择接近本色的。而且，买来后不要直接穿用，要经过清洗，除去残留的增白剂和加工过程中沾上的脏物，这样可以避免对皮肤造成不良的影响。清洗后的内衣要尽量放在阳光下晾晒，因为阳光有一定的杀菌作用。而且在阳光下晾晒需要的时间短，在阴暗处阴干需要的时间较长，不但不利于杀菌，相反阴暗潮湿的环境还利于细菌的滋生。

怎样梳头才利于健康

梳头，对于我们来说是每天必须做的事情。但是，你知道它的作用吗？

你知道应该怎样梳头吗？

梳头并不只是为了整齐、美观，还有更重要的作用：①清洁头皮——通过梳子的梳理，把头皮屑清除掉；②按摩作用——在梳头的过程中梳子的齿可以充分按摩头皮，使之血流通畅，改善头皮和头发的营养状况。

在梳头时应该注意到：

(1) 用木质梳子最好，其他合成材料的梳子在与头发接触的过程中容易产生静电，长期如此，会影响到发质。

(2) 梳子的齿不宜过密，也不宜过稀。过密易扯断头发，过稀则起不到梳头的作用。

(3) 早、晚两次梳头，每次持续 5 分钟左右。如果是晚上，不像早上那样时间匆忙，持续时间可以稍长一些，充分按摩头皮，改善其血液循环。

(4) 很多人梳头后习惯把头发扎起来，但应注意不要扎得过紧，过紧会压迫发根，影响头发根部的营养供应，有时头发还会因牵拉过度而脱落。晚间梳后，更应该让头发自然、松散一些。

袜子的选择

许多中小学生爱出脚汗，鞋子里面整天湿湿的，令人难受。还有的学生，脚被脚汗泡得发白，脚趾间溃烂，脱去鞋袜时，臭气难闻。这当然可以用脚气粉或其他药物或一些偏方加以治疗。但是，如果穿用较适宜的袜子，也会收到事半功倍的效果。

各种纤维的吸湿性有很大差异。相比较而言，丙纶最差，几乎毫不吸湿；尼龙也较差，涤纶的吸湿能力是丙纶的 6 倍；锦纶是它的 80 倍；棉絮是它的 140 倍，而羊毛的吸湿能力高得惊人，是丙纶的 270 倍！因此，出脚汗的中小学生不要购买吸湿能力差的丙纶袜、尼龙袜；而穿吸湿能力强的棉、毛、绵纶材料的袜子才是非常适宜的。

洗澡时要注意些什么

洗澡不仅可以清洁皮肤，还能增强皮肤的呼吸能力、促进皮肤血液循环、提高皮肤的排泄废物作用。温度恰当的洗浴还有镇静安神、改善睡眠状况、除疲劳的功效。尽管洗澡有诸多好处，但是，在洗时也会发生一些不利于健康的事情，所以，必须注意以下事项：

（1）过于虚弱和过于饥饿时，都不要洗澡。因洗澡时皮肤血管扩张，血流量相对增多，其他部位血流量则相对减少，容易引起虚脱。

（2）注意浴室的通风，保证空气中氧的含量。有的人在洗澡时为了保温而门窗紧闭，引起缺氧，也可导致虚脱。

（3）在公共浴室洗澡时，要注意卫生，最好淋浴，避免使用公用浴缸，以免被传染上疾病（如皮肤疾病和淋病等）。女性尤其要注意这一点，阴道滴虫病极易以这种方式传播。

（4）酒后，或其他原因导致的头脑不清醒时不要洗澡，否则容易发生意外。

搓　澡

洗澡时，一些中小学生习惯于用力搓擦皮肤，似乎搓得越狠就会越干净。其实，用力狠搓皮肤是很不正确的。在我们身体表面，有一层覆盖全身的上层细胞脱落层，俗称“死皮肤”，虽说它的厚度仅仅 0.1 毫米，但却非常重要。因为它呈弱碱性，能有效地阻止病菌及有害射线，是人体的一道天然防线。这层皮肤的更换速度极缓慢，最快的部位也需要十几天，而上臂内侧则需要 100 多天。洗澡时狠搓会使这层皮质遭到破坏，病菌及有害射线就可乘机而入，以致使皮肤感染，甚至发展成疖肿、败血症。

所以，在洗澡时应该轻搓皮肤，肘窝、会阴等嫩软处要格外轻一些，切忌用干燥毛巾或搓澡巾等物狠搓。想反正交了水费，洗得越久身体越干净，也就越舒服——这是一个误区。

热水淋浴的问题

据科学实验报道，自来水中含有三氯乙烯和三氯甲烷，当水被加热后，就有 80% 的三氯乙烯与 50% 的三氯甲烷被蒸发出来，弥散在浴室而被吸入人体。

在淋浴时，热水被喷射分解成无数个微小的水珠，这些水珠的表面积要比一般池浴、盆浴多1倍，因而有毒物质的蒸发量也大得多。

淋浴时间越长、越热，弥散在空气中的有毒物质就越多，因而被人体吸收的就越多，很容易使人昏厥或窒息。因此，正确的方法是勤洗澡，但每次不宜过久，洗干净就行了。一般来说，男生洗10～15分钟即可，女生可稍长，但也不宜超过30分钟。

出汗后洗澡的问题

我们都知道，出汗是人们排出体内热能的一种方式。高温的环境以及剧烈运动使体内产热增加时，汗腺就会分泌出大量的汗液，这些汗液附着皮肤的表面，当它们从液体转化为气态时会带走大量的热，从而起到降温的作用。因此，当人的体表上出现汗液时，不要将汗液立即擦掉，否则热量也就不会给带走了。由于热量还没有散发出去，汗还会继续分泌，那么体内的一些营养物质比如盐、维生素就会随之丢掉，这样当然对身体有害。

一些中小学生习惯于用冷水来擦洗身上的汗水，这样做也是不科学的。因为用冷水擦身，皮肤受到冷水的强刺激，毛孔会立即紧闭，毛细血管也会收缩，皮肤表面虽然一时凉了下来，但是体内的热量却散发不出来，反而会出现更为燥热的感觉。

正确的处理方法是：汗水淋淋的时候，找一个阴凉通风之处待一会儿，让汗水自然风干之后，再去洗澡、淋浴。

集体宿舍的个人卫生

许多住校的中小学生能积极参加各种集体卫生劳动，却不注意个人卫生，因而抵抗能力降低，容易感染各种疾病。其实，搞好个人卫生非常重要，只有每个同学都能以积极认真的态度，搞好个人卫生，集体卫生才会有可靠保证。

那么，生活在集体宿舍中怎样注意个人卫生呢？

（1）勤洗衣裤、鞋袜。衣物穿脏了不洗，不仅有碍个人形象美，更重要的是会发出臭味、传播疾病，从而影响身体健康。

（2）东西摆放整齐、合理。有些中小学生因为功课太忙，而很不注意卫生，书本乱扔，被褥不叠，日常用品随处乱放，不但不雅观，还会给病菌营造一种生存环境，因而必须将之摆放整齐。

（3）不要随便用其他同学的物品，以免传染疾病。

不要共用生活用品

有些同学为图省事或是成了习惯，几个人共用一盆洗脸水，这既不雅观又不卫生，且有损人体健康。

有关专家发现，皮肤接触洗脸水、洗澡水等污水，是人体吸入水中污染物的重要途径。

洗脸用脸巾，洗澡用澡巾，洗脚用脚巾，擦手用手巾，这是众所周知的常识。然而，一些住校的中小学生为了图方便，只用一条毛巾，出现一巾多用现象，对人体健康非常不利。

不少人患有体癣、股癣、脚癣或手癣，这样乱擦乱用，就容易发生“自身感染”。不仅是癣病会如此，其他如链球菌、葡萄球菌等都可能引起“自身感染”，使面部发生毛囊炎，长出许多小疖子。这种感染如果发生在鼻唇沟之间的“危险三角区”，感染就可能通过“海绵窦”向颅腔内扩散，引起更严重的后果。

女生就更应该注意毛巾卫生了。由于阴道口和尿道口极容易受外界细菌的侵扰，尤其是在月经期间，更易遭受病菌感染，因此更应该专巾专用，并注意经常消毒。

叠被子

有些同学生活很讲究，严格按照学校卫生管理规定，起床后立即把被子叠得规规矩矩。这已被人们公认为是一种勤快爱整洁的好习惯。但是，从生理角度来看，这么做是不对的。

这是因为人在夜间的整个睡眠中，会从皮肤里散发出大量水蒸气，这些水蒸气在被窝里不易外散；同时，人的呼吸作用和全身无数汗毛孔也排出各种气体及汗液。这些水分和气体，有相当一部分被被子吸附着，如果起床后立即就把被子叠好，被子上吸附的水气就不能散发掉。这样，被子的使用寿命会缩短不说，这些气体对人体健康非常有害。

正确处理方法是：起床后把被子翻转过来铺开平摊在床上，待出完早操回来洗漱时再将被子叠好。

用围巾捂嘴有何害处

寒冷的冬季，在上学和放学的路上，经常看见许多中小学生将围巾捂在嘴上当口罩来抵御寒风，这显然是不卫生的。我们都知道，市场上的围巾一般是用羊毛、化纤品为原料制成的。如果用它来捂嘴，那么围巾中脱落的纤维毛绒和躲在纤维空隙里的尘埃、病菌很容易被吸入上呼吸道，危害身体健康。尤其是低年级学生，更容易引起上呼吸道疾病。如果长久习惯于将围巾当口罩捂嘴御寒，还会降低对空气流的适应性，缺乏对伤风感冒和支气管炎等疾病的抵抗能力。

留指甲的问题

一些同学有留长指甲的爱好，以为这样很美。其实长指甲既不美，也不卫生。留长指甲有哪些坏处呢？

据检验，人的每双手上沾有细菌约 4 万～40 万个，在 1 克指甲垢里约有 38 亿～40 亿个细菌。其中，可引起人们患病的细菌可达 30 余种，另外还有许多寄生虫卵。从防病意义上来说，留长指甲很不卫生。

用长指甲挠痒时，长指甲很容易刮破皮肤，指甲缝里的细菌会趁机进入伤口，使皮肤感染化脓，严重时还会从伤口进入血液，引起危及生命的败血症。

用长指甲剔牙，不仅会把细菌、寄生虫卵等直接带入口腔，传播各种疾病，而且还会增大牙与牙之间的距离，天长日久容易使牙齿松动脱落。

有时指甲过尖，又容易碰伤牙齿，造成牙齿出血，引起炎症。

用长指甲掏耳朵，常常会把霉菌带入耳道，使耳道长满耳癣或使耳道化脓，同时也会引起中耳炎。严重时脓疮破裂，细菌会顺着耳小血管钻进大脑网状血管中，引起脑膜炎。

用细长的指甲挖鼻孔，容易把细菌带进鼻孔，导致鼻道发炎、生疮，甚至可能患多种慢性鼻病，降低鼻子嗅觉能力。

值得一提的是，剪指甲也有学问。指甲两侧的角不能剪掉，否则新长出来的指甲容易嵌入软组织内，医学上称之为“嵌甲”。嵌甲常常会损伤周围的皮肤，引起皮下组织化脓性感染，形成甲沟炎，严重者可扩散到甲下，形成甲下脓肿。

内衣勤换洗

很长时间也不洗、不换内衣，有人借口学习时间太紧、功课太多，没时间洗换；而有人则认为内衣穿在最里边，不是让人看的，脏点也没什么太大关系。据有关单位对在校中小学生进行调查的结果表明，80%以上的住校生内衣比外衣脏，尤其是男生比例高达90%，大部分人半月左右换洗一次内衣，少数人1个月甚至更长时间才换洗一次，这对青少年学生的健康发育是极为不利的。

(1) 不干净的内衣给人以不舒服的感觉。内衣长时间接触皮肤，皮肤上的污垢及汗液都会浸渍到内衣上面，时间一久，就会散发出那么一股难闻的汗臭味，令人恶心、难受。

(2) 不干净的内衣裤，还容易引起皮肤疾病或尿道感染等症。因此，内衣不仅要大小合适，而且要勤洗勤换，保持清洁。一般来说，冬季应3天左右换洗一次，夏季每日换洗一次。

青少年鞋子的选择

买鞋时，不管是否合脚，只图好看或是所谓的名牌，而让脚吃尽了苦头，这样做很不好。

我们知道，如果鞋子过大，鞋与脚之间就会形成一个“空旷带”，使脚上散发的热量大量地散失，鞋子就不能起到很好的保暖作用。如果鞋子过小，就会把脚勒得紧紧的，这样不但大大减小了鞋与脚之间的空隙，而且还会把鞋子和袜子的棉絮、纤维绒毛挤压得很结实，使鞋子静止空气的储量成倍下降。研究表明，空气是一种极好的隔热保暖体，其保暖性能比羊毛高 2 倍，比棉絮高 3 倍，比尼龙高 10 倍以上。因此说，冬季穿鞋不可过紧，应选择稍稍宽松些的鞋，使鞋子里储存较多的静止空气，这样才会有较好的保暖效果。

从生理卫生保健的角度而言，冬季穿鞋过紧，还会挤压脚皮肤下的血管，使血液流动不畅，形成淤血和脚汗过多，并大大降低脚部的抗寒冷能力，容易使脚冻伤。

鞋对脚有一定保护作用，既能保暖防寒，又可防止碰伤。在寒冷的冬季，为使脚暖和，人们常在鞋子的用料和厚度上下工夫，却往往忽略鞋子的大小。

寒冬时节，住校的中小学生不但要注意鞋温暖与否，更重要的是需注意鞋子的大小。

为什么不能过多使用防晒膏

太阳暴晒会引发皮肤癌。防晒膏能起到保护皮肤的作用。然而，过多使用防晒膏，对身体健康也有危害。

科学研究证明，人体获得维生素 D 有 2 种途径，一是从某些食物中获得，二是人体在太阳光照射下可以自身合成维生素 D。美国伊利诺斯大学的科学家迈克尔·霍利克通过研究，发现防晒膏能吸收合成维生素 D 所需要的波长的紫外线的照射。霍利克曾经做过一个实验，把防晒膏的有效成分对氨基苯甲酸涂抹在自愿进行试验者的身上，让他们在太阳光下裸晒 2 天，结果，他们血液里维生素 D 的含量明显降低了。当霍利克把这种成分运用于人体某一局部时，再用紫外线光照射一定时间，结果皮肤里的前期维生素 D 含量大大降低了。

小心洗衣粉伤皮肤

洗衣粉作为大众化洗衣去污用品，已普及到每个家庭，而且常年使用。一些中小学生自己洗手洗碗时，也常用洗衣粉。

但是，专家们经过研究发现，洗衣粉对人体健康有不良作用。①对人体皮肤有明显的脱脂作用，如果经常接触洗衣粉，会使皮肤角化、破裂，甚至感染化脓。加酶洗衣粉中，含有一定碱性蛋白酶，能水解衣服上的蛋白质，也能分解皮肤表面的蛋白质，引起皮疹、湿疹等过敏现象。②洗衣粉还可以引起支气管痉挛或循环衰竭。因此，洗衣粉不宜用来洗手、洗脸、洗澡，更不能用来洗涤餐具。被洗涤的衣物，一定要用清水冲洗干净，以防残留的洗衣粉刺激皮肤。

“电视病”和“电扇病”

电视机、影碟机、电风扇的普及，丰富了人们的文化生活，但一些人特别是中小学生一回家坐在电视机前就不愿走开，这势必对身体带来极大危害。

看电视和影碟引起的病症，我们叫它“电视病”。其主要危害是：电视荧光屏上有一种射线对人体尤其是眼睛有害。科学测试表明，一个人连续看 3 个小时的电视，视力会暂时下降 30% 左右，并出现头晕、恶心、困乏无力、视物不清等症状。看电视如果坐姿不正，时间长了还会导致脊骨扭曲。

看电视应该离电视机稍远一些，每天收看总时数一般不宜超过 3 小时。青少年学生正是长身体、学知识的大好时光，切不可贪恋电视，影响身体发育及学习。

吹电扇过久而产生各种不适症状，叫做“电扇病”，如头痛、恶心、呕吐、浑身乏力、失眠、肩背酸痛等。电扇病是因久吹电扇导致冷气侵身，风邪入内，久之引起身体病变。

故而，使用电扇应注意：①一次使用时间一般不宜超过 1 个小时。每用

1 小时应停机数分钟，再继续使用。②应使用中档中速。转速过快则风大，人易着凉。③人体不可距电扇太近，只要感到阵阵微风吹拂即可。出汗时切忌大风猛吹，以防着凉感冒。④电扇吹一段时间后，应变换一下位置，或使身体转换一下方向，以免人体单侧受凉。⑤临睡前不宜吹电扇，特别是没有定时装置的电扇。睡前开扇，人睡熟了，电扇一还在吹，这样很容易着凉感冒，甚至引起严重后果。若天气闷热，确需吹风，最好限定在 1 小时以内。⑥体弱多病的同学，如患感冒和关节炎、痢疾及其他慢性病者，应避免使用电扇。

看电视、玩游戏机应注意什么

中小学生正是生长发育的年龄，眼睛的发育虽然与遗传因素有关、但是外界因素也十分重要。看电视、玩游戏机如果方法不当，会对中小学生的视力有很大的伤害。注意事项如下：

（1）看电视、玩游戏机时间不宜过长，连续 1 小时左右后就应休息一段时间，以免眼睛疲劳。

（2）电视荧光屏不宜离眼睛太近，亮度要适宜，避免眼睛调节度过大，发生疲劳，久而久之形成近视。

（3）最好在节假日白天看电视、玩游戏机，晚上看要有弱光照明，这样可以减轻电视亮度和周围黑暗的强烈对比，保护视力。

（4）看电视、玩游戏机要有节制，不要全身心投入，时间久了会影响学习。最好在紧张的学习之余，偶尔放松一下，做到劳逸结合。

（5）避免看过多刺激性很大的电视片或玩游戏机时保持高度兴奋状态，以免引起失眠，影响学习和身心健康。

中小学生穿用化纤服装有何害处

随着科学的发展，人们穿着的衣料已从全棉布料变为化纤织物，就连中小学生也是如此。其实，从科学角度分析，化纤服装并不好。

经研究表明，人造化纤织品经摩擦能产生静电，易使皮肤过敏，而且化纤织物吸水性能较差，体内的汗液不容易散发，不利于身体发育。据有关资料介绍，一些欧美国家为了保护少年儿童的身心健康，对少年儿童服装的用料要求十分严格。特别是日本，少年儿童服装生产要由卫生部门管理，禁止用人造纤维纺织品做服装。

内衣中含化纤成分有毒害作用。化纤的主要危害就是产生静电，美国的科学家做过实验，穿化纤衣服走动时，静电在体内堆积，会引起血清中钙含量会减少，脑神经视网膜电流传导异常，影响中枢神经，出现头晕、头痛、烦躁、失眠，更为严重的是干扰人体血液循环、免疫系统，引起心率异常和心脏早搏，在冬季1/3的心血管疾病的发生与静电有关。而且化纤材料不透气、不吸湿，长时间穿着容易引起各种皮肤病。

染料也有危害。现在大多人健康的考虑，会选择纯棉衣服，但纯棉衣服容易变形，色彩不美观，一些厂家就加了各种染料（如甲醛和芳香胺），免烫防皱的衣服大都加了含甲醛的整理剂。而甲醛的直接危害可引起皮肤过敏、起皱，月经紊乱，妊娠综合征，新生儿染色体异常等；芳香胺可让纯棉衣服色彩斑斓，艳丽可人，但长期与人体接触会诱发癌症。

为了中小学生的身心健康，服装（尤其是内衣）应用全棉的。

为什么忌用再生塑料制品盛放食品

目前，市场上出现了不少用于包装盛放各种食品、药物的塑料袋及作碗筷等食具的塑料制品，这些都是用无毒的聚乙烯、聚苯乙烯、聚丙烯等塑料做成的。而聚氯乙烯、酚醛（电木）等再生塑料却是有毒的，因此大都用它们制作鞋底、雨衣、手提包、管材、电器零件等。

现在，使用面越来越广泛的再生塑料包装袋的问题也日益浮出水面，开始引起大家的关注。这种再生塑料袋用来包装食品，对人体的危害是隐蔽的、长期的、慢性的，可引起一些急慢性疾病，甚至癌症。

再生塑料包装袋是指将回收的塑料再利用，经一定的制作工艺形成的塑料制成的包装袋。

再生塑料袋的生产原料来源极其复杂，不可避免地含有不能用于包装食品的聚氯乙烯成分，或含有其他未知的毒物及大量肉眼无法见到的微生物、病菌，用来包装食物会二次污染食物，对人体健康的危害是极其巨大的。

废旧塑料原料在加工成再生塑料袋的过程中，加入增塑剂以及塑料稳定剂如硬脂酸铅，因再生塑料袋工艺简陋，用这种再生塑料袋盛装含油、酒精类食品及温度超过60℃的食品，袋中的单体、铅等很容易溶出溶入到食品中，造成人体积蓄性中毒，对人体肝、肾及神经系统造成极大的危害。

再生塑料袋在生产过程中为掩盖原料杂质多而加入着色剂，所以常见各色各样花花绿绿的塑料袋。其渗透性、挥发性较强，遇油、热时易渗出。若是有机着色剂，还含有苯并芘等强致癌物，接触食品转移入食品中，对人体造成危害。

有的再生塑料袋生产中加入大量的碳酸钙及滑石粉等无机矿物填充料，卫生指标蒸发残渣大大超标，盛装食物时易析出沾到食物上，进入人体后形成胆石症等。

有的再生塑料袋有一股刺鼻的气味，释放出有毒气体 HI_3，易侵入食物，进入人体形成危害。

日光浴的注意事项

正确进行日光浴，可使人精神振作，睡眠充分，精力充沛，体质健康。然而过度的日光照射，长时间暴晒，会带来不良后果。

皮肤经过长时间暴晒会出现光照性皮炎，作用于眼睛则会出现光照性眼炎。过度的紫外线照射，可使皮肤丧失弹性、表皮粗糙，过早地出现皱纹，久而久之，能导致皮肤癌。紫外线不仅可使正常细胞转化为癌细胞，由于免疫系统遭到干扰，它还能妨碍宿主摧毁癌细胞。此外，紫外线全身照射对机体的特异免疫反应还有明显的抑制作用。

日光能激发或加重红斑狼疮。多数患者对紫外线过敏，经阳光暴晒后皮疹增加，病情加重。另外炎夏季节，强烈的阳光照射还可使人体过热，引起中暑。

太阳光里含有2种光线，一种是红外线，另一种是紫外线。红外线又叫热射线，光波长，它照到人体后能使人体感到温暖，血管扩张，促进血液循环，增强人体的抵抗力。紫外线的光波短，带有很大的能量和很强的化学性刺激作用，能使皮肤中的7－脱氢胆固醇转化为维生素D。维生素D能促进钙、磷的吸收和利用，可防止佝偻病。紫外线还能活跃全身的功能，增强新陈代谢，刺激骨髓的造血机能。同时，紫外线还有杀灭细菌和病毒的作用，可以增强皮肤的抵抗力。

日光浴应注意以下几点：

(1) 紫外线在日光中的含量与地理条件、气候有关。就北京地区来说，秋末冬初紫外线开始减少，冬末春初逐渐增加，3～7月增加最快，8～9月维持在一定水平。夏季日光浴前应涂上防晒油。一天里阳光中的紫外线含量也有变化，原则上应避免在上午10点至下午2点的时段内进行日光浴。

(2) 日光浴要全身裸露，头戴太阳帽，眼戴太阳镜，仰卧和俯卧等各种姿势相互交替，尽量增加皮肤与阳光的接触面积。

(3) 时间要循序渐进，首次不超过5分钟，以后每天增加1分钟，最长不超过15分钟。

(4) 选择环境整洁、干净而又避风的地方，注意不要着凉。

(5) 细心观察锻炼时的反应，如发现出汗过多、面色苍白、头疼、食欲减退、皮肤过敏等，要及时停止锻炼，分析原因。

(6) 锻炼必须坚持经常化，才能增强机体的适应能力。

(7) 患有重度贫血、多动症、结核病、肠功能紊乱、传染病、发烧等疾病者不能进行日光浴。

总的说来，阳光给人们带来了光明、温暖与幸福，它无私地造福于人类。人们若利用得当，必定获益很多。到大自然中去进行日光浴，增强机体的免疫力。当然，要切记不可长时间暴晒，以防伤了您的皮肤。

为何不应该憋尿

排尿是一种正常的生理排泄功能，有了尿意就应该随时排尿。据了解，少数同学有了尿意却迟迟不去排尿。人体的排尿中枢受到大脑皮层的抑制，使交感神经兴奋，膀胱内括约肌收缩，产生憋尿状态。偶尔一次问题不大，但长期憋尿对身体危害就大了。

（1）据测验，一个人在憋尿时全身神经都处于紧张状态。消化功能和交感神经会发生暂时性紊乱，血压也明显升高。

（2）憋尿时膀胱内储存的尿液因括约肌收缩而不能外排。这实际上形成了人为的尿潴留。憋尿时间越长，尿量越多，“尿压”也越高，久而久之，可导致膀胱颈梗阻症，形成排尿困难、漏尿、尿失禁等病变。

（3）经常憋尿，小便次数明显减少，对泌尿系统起不到清理作用，这就为细菌繁殖创造条件，因而容易引起泌尿系统的感染。尤其是女性尿道短，距肛门近，易潜藏细菌，更应引起注意。

总之憋尿有害。有憋尿习惯的同学，应及时纠正，要及时排尿，以保证泌尿系统的正常功能。

为何不能久坐

（1）久坐不动会使体内的脂肪堆积在腹部、臀部，造成腹部凸出，臀部松垂，易患多种疾病。

（2）德国免疫学家彼得·施莱歇尔教授对人体细胞研究后发现，人体中免疫细胞的数量随着活动量的增加而增加，这些免疫细胞可以防止疾病及癌肿瘤的生成。而久坐不动使人没有足够的免疫细胞，因此就容易得癌症。

德国行为学专家西格弗里德·比尔内尔的研究证实了施莱歇尔的看法。比尔内尔认为，当人坐着的时候，人体的自然重心（即腹部）被人为地分成2个重心，一个重心位于心肺部位，另一个重心位于腿部。这样身体的压力平衡会受到干扰。他认为，这种压力决定着什么东西会浸入细胞，以及此后会发生何种化学过程。如果自然重心得以保持，那么这种化学过程就会是正常的。如果坐得过久，细胞内就会出现混乱，使患癌症的可能性增加。

奉劝同学们：学习再紧张，也要抽时间走出教室活动活动，多参加体育锻炼；以免患上疾病，带来不少麻烦。

宠物猫狗要小心

近几年来家中养猫、养狗的逐渐增多。养猫、养狗虽然是一种乐趣，但也会带来危害。

猫和狗身上带有多种寄生虫，如猫蚤、蛔虫、钩虫及弓型属原虫等。人若被寄生虫叮咬后，周身会出丘疹样麻疹，奇痒难忍。若抓痒抓破皮肤，还会发生感染，形成脓疱。小学生玩猫、玩狗还易感染上蛔虫。其主要症状为食欲不振、腹胀、发热和贫血。蛔虫一旦进入肝脏，会引起肝肿大。若蚴虫钻入肺内，还会引起特殊的“嗜酸性细胞肺炎”；若钻入脑，还会引起抽搐。

还有一种叫弓型属原虫，少年儿童感染了这种虫，将会出现发热、无力、肌肉疼痛、出斑丘疹、淋巴结增大，严重者会发生肝脾肿大、脑膜炎等疾病。

使用手帕和餐巾纸应注意什么

手帕可用来擦汗、揩嘴、擦手、拭去眼中灰尘污垢、擦鼻涕等。在日常生活中，手帕是人人不可缺少的卫生用品。随身带手帕，既是讲究个人卫生的需要，也是文明礼貌的一种表现。随身带的手帕，可以用来擦汗、擦鼻涕，风沙迷眼时可以用来擦眼泪，咳嗽打喷嚏时可以用来捂住口鼻，便后洗手时可以用来擦手等。据调查，儿童少年沙眼的发生，多数与用手揉眼睛有关。如果随身带着手帕，就可以用手帕擦眼，而避免直接用手揉眼睛，就能减少沙眼等眼病的发生。

使用的手帕，要注意保持清洁。具体地说，手帕要经常换洗，经常保持手帕干净。最好每天用肥皂洗一次。切忌手帕多日不洗，沾满污垢与病菌，传染疾病。手帕应放在干净的、固定的衣袋里，在这个固定的衣袋里，不要再放钞票、钥匙等，以免污染手帕。手帕要叠成方块，不要揉成一团。使用手帕时，用里面擦眼睛或嘴，用外面擦鼻涕。如果脏、净不分，就不卫生了。

另外，一张小小的、洁白的纸巾，已经成为人们日常生活中不可缺少的好伙伴。

如今无论是在大商场、大超市，还是在街边的小店、小摊上都可以买到纸巾纸，其包装千姿百态，品牌更是琳琅满目。

一些品牌知名度高的产品大多采用原纸进行加工处理，而多数的中、小企业自己不生产原纸，只是购买回别人生产的原纸，再进行加工、包装。这样的产品，原料多为废纸或废纸边，生产设备相对落后，其质量很难保证。然而由于其价格低，在市场竞争中也占有一席之地。还有一些不法厂商用废弃的生活用纸、医疗用纸甚至旧卫生纸等作原料生产，经过漂白后就变成了洁白的纸巾纸，这对行业发展造成极恶劣影响，打乱了正常的市场秩序。

纸巾纸产品是个人卫生清洁用品，代替毛巾、手帕用于擦脸擦嘴，纸巾纸本身是否卫生并符合标准的要求，是消费者最为关注的，卫生指标的好坏将会对使用者的身体健康产生直接的影响。然而很多消费者并不清楚什么样的纸巾纸才是高品质的。

在街头巷尾，经常能见到一些蹬着三轮车沿街叫卖卫生纸、纸巾纸的商贩。摊主们往往信誓旦旦地表示纸的质量完全没问题，极低廉的价格确实招揽来不少买主。实际上这些产品多是“三无”产品，或是不知名的小厂生产的，纸质粗糙，包装简陋。青少年不要贪图便宜而在大街上或批发市场购买廉价的纸巾纸，买纸巾纸还是去正规的商场、超市，选知名企业、知名品牌。此外还是要仔细查看产品包装上的标识，只有标识齐全，标明了产品执行标准、卫生标准、卫生许可证号、保质期的纸巾纸才是放心产品。

纸巾纸的保质期大都是 3 年，保存期过长的纸巾纸很容易滋生细菌，因此最好购买最新生产的产品，可以避免产品在存放过程中的二次污染。

在日常生活中，许多小餐馆、早点摊提供给顾客的餐巾纸其实就是卫生纸。一卷纸被很多人撕来拽去，擦嘴、擦碗筷，甚至很多家庭也是习惯把卫生纸代替纸巾纸使用。人们对此已是司空见惯，并未觉得有何不妥。其实卫生纸是绝对不能替代餐巾纸的，即便是合格的卷筒卫生纸，二者无论是原材料还是卫生标准都是有所区别的，餐巾纸要测真菌、绿脓杆菌是否超标，而卫生纸则不要求。

反之，纸巾纸可以放在卫生间替代卫生纸使用吗？也不行。因为纸巾纸一般用于手部、面部的清洁，要求质柔不破，能够较快地吸收水分但不分解成碎纸屑，因此具有较高的湿韧性，遇水不易分解，会导致卫生间粪池管路堵塞。卫生纸则一般不允许具有湿韧性，而是要求纸张有一定的耐破性，并且遇水易于分解，以防止在使用后纸张不易分解而堵塞化粪池。

值得一提的是，现在市场上出现了一些和抽取式纸巾纸包装类似的抽取式卫生纸，价格比纸巾纸便宜许多。其实这种纸和老百姓习惯用的卷筒式卫生纸只是因不同的取用方式而设计不同，两者质量及特性是相近的。卷筒式可置放在纸筒架上，不占居家空间；抽取式容易移动，取用方便。这就需要在购买时看清标签和使用说明。

使用空调不当会感冒吗

如今空调已经是深入千家万户了。使用空调器时，室内与外界气温相差较大，人在出入房间时，由于温度悬殊很容易患感冒。此外，空调还能传播传染病，它能使细菌、病毒和阿米巴等在这良好的新环境中异常迅速地繁殖，使人染上疾病。这就是人们常说的“空调病”。

现代都市里，许多家庭和公共场所都安装有空调。中小学生在家里或许多场所均会接触和使用空调。因此应该注意：

（1）春秋季节气温较为适宜，最好不使用空调。

（2）空调使用时间不宜过长，更不要通宵使用。如果在公共场所，可适当到外面“透透气”。

（3）使用空调时，室内温度不要调得过低或过高。

（4）使用空调的房间要注意保持清洁卫生，以减少疾病的传染源。

(5) 使用空调的房间，平时不宜关闭过严，应定期打开窗户通风，调节室内空气，不致于使内外温度过于悬殊。

如果有空调病怎么办呢？医学认为，生姜具有发汗解表、温胃止呕、解毒三大功效。处在空调环境中的人们经常喝点姜汤，可有效防治“空调病”。

抠鼻子的习惯好不好

鼻子是呼吸道的起始部，是整个呼吸过程的第一道关口。其中含有鼻毛和丰富的毛细血管，还有少量分泌物。它们可以过滤空气，黏附空气中的灰尘，给空气加温、加湿，以保护气管、支气管和肺。同时，鼻子还是人体的嗅觉器官，其中有大量嗅细胞，可以感受空气中物质分子的刺激，并把该刺激传递到大脑，从而产生嗅觉。

由此可见，鼻子的功能很重要。鼻腔中的分泌物对于保护鼻黏膜也起着重要的作用，它们通过黏附空气中的灰尘可以达到净化空气的目的。但是，这些黏附灰尘以后的分泌物积累起来就形成了痂（即通常说的鼻屎）。少量鼻屎并不影响鼻子的功能，积多了可以在洗脸时用湿毛巾清除之。可是，有的人喜欢用手指甲抠鼻屎。这不仅是一种不雅观的行为，还会破坏鼻腔的正常结构，造成严重的后果。

首先，抠鼻屎时，往往把鼻毛也一同抠掉了，这样就削弱了其过滤空气的功能。同时，失去了鼻毛的保护，鼻黏膜会更加干燥，鼻屎也更加干硬，促使你更加频繁地抠鼻子，形成恶性循环。

另外，抠鼻子时容易损伤鼻腔的黏膜和皮肤，寄存在皮肤表面和指甲中的细菌就会乘虚而入，以致引起化脓性感染。鼻腔的血管与颅内的血管也是相通的，如果细菌从此处进入血管，将可能引起颅内的感染，这样后果就更加严重了。

怎样擤鼻涕才得法

擤鼻涕时不能用手指捏紧鼻子用力擤，因为在鼻子的周围有 4 对鼻窦，它们的开口都在鼻腔里，另外，鼻咽部还与中耳相通。捏紧鼻子用力擤鼻涕时，鼻腔里的压力增高，鼻涕会沿着鼻窦的开口进入鼻窦，也可以沿着耳咽管进入中耳。这样，就会引起鼻窦炎和中耳炎。尤其是感冒的时候，鼻涕增多，其中又含有很多细菌。此时的鼻涕若进入鼻窦和中耳，更容易引起鼻窦炎和中耳炎。

鼻窦内的通路相当复杂，一旦有感染发生很难彻底治愈，大多数转变成慢性疾病，长期困扰人们。中耳炎也是一种很痛苦的疾病，严重时可以造成听力障碍及周围组织的感染。

正确的方法应该是用手绢或纸巾轻轻堵住一侧的鼻孔，稍用力出气，鼻涕就从另一侧鼻孔流出。

挖耳朵的习惯好不好

外耳道的皮肤有一定的分泌功能，其分泌物叫做耵聍，也就是我们常说的耳屎。有些人喜欢用火柴杆、小发夹、挖耳勺等工具挖耳朵中的耳屎，这样做是很危险的。

在外耳道的内侧就是鼓膜，它是一层很薄的膜，它可以感受声波，并通过蜗神经把声波引起的刺激传递到大脑，从而产生听觉。一旦鼓膜被破坏，声波的传导将被阻断，有声音传来时我们也无法产生听觉，这样就形成了耳聋。

另外，挖耳朵时极易损伤外耳道皮肤，引起外耳道炎或者外耳道疖肿。据临床观察，挖耳朵是引起这两种疾病的最主要的原因。由于外耳道皮肤紧贴在骨膜上，稍有肿胀即可刺激局部的神经末梢，引起剧烈的疼痛。所以，此处的感染比其他地方的感染更加令人痛苦不堪。

外耳道中积存少量的耵聍，并不影响其功能，不用特意去挖。在日常的说话、吃饭、打哈欠时，下颌的运动带动外耳道也活动，耵聍就会自动从皮肤上脱落，当侧卧时或者头部摆动时它们就会排出外耳道。有的人外耳道分泌功能很旺盛，且分泌物中含油脂较多，使之结成大块，形成耵聍栓塞，引起一些不良的后果。这时就需要清除它们了，但也不能自己行事，要找专门的耳科医生诊治。

为何不能拔鼻毛

有的同学为了在交往中更整洁美观，将露出鼻孔的鼻毛用剪刀齐根剪掉，有的甚至连根拔掉，这样做对健康不利。

鼻毛是呼吸道的第一道防线，它起着阻挡灰尘、滤清空气的作用。鼻毛在人的一生中，有着不可忽视的作角：它恰似一张精制的过滤网，时刻辛勤地过滤着吸入空气鼻孔，此外，鼻毛还可以保护嗅觉神经不受损害，使鼻子长期保持灵敏的嗅觉功能。

可见，鼻毛对人体的健康起着非常重要的作用，人人都应该认真地保护它，切忌随意伤害它。鼻毛和鼻前庭皮肤处是病菌聚集之处，随意剪、拔鼻毛，容易使皮肤碰伤，使毛囊受损，这就会使病菌乘虚而入，致使毛囊发生感染而出现前庭疖肿。由于鼻部正处于面部的危险“三角区”，淋巴管、血管分布丰富，一旦感染就很容易扩散，有人老用手挤压，还会引起蜂窝组织炎，甚至引起化脓性脑膜炎、脑脓肿，进而危及生命安全。

因此，不要随意剪、拔鼻毛。

毛巾可以传播疾病吗

有的人到朋友家去玩时，随便用别人的毛巾，如果你告诉他这是一种不卫生的习惯，他会不以为然。通过毛巾确实可以传播疾病，最常见的是沙眼，这种疾病很难彻底治愈，严重者可引起眼睑的变形。

引起沙眼的病源是沙眼衣原体，它存在于沙眼人眼睛的分泌物中，洗脸或擦脸时自然就沾染到毛巾上。如果几个人同用一条毛巾，其中只要有一个人有沙眼，沙眼衣原体就可以通过毛巾传播给他人。

所以，不要随便乱用别人的毛巾，这不仅是保护自己的措施，也是尊重他人的表现。在一些公共场所，如理发店、饭店等，服务人员会很客气地递给你毛巾。这时，你只要轻轻地擦一下沾在额头上的水、沾在嘴角的饭即可，不要用它擦眼睛，面对别人的客气不要丢掉自己的自我保护意识。

卫生习惯充斥在生活的方方面面，关系到自身和他人的健康，我们必须从一点一滴的小事做起，培养起全面的卫生习惯。这不仅有利于你的健康，也从一个侧面反映了你的文明素质。

为什么排便也要养成习惯

排便也是人体不可缺少的生理活动，它受低级神经反射活动和高级神经反射活动的综合调节控制。直肠中的大便积聚到一定量时，肠壁膨胀，刺激肠壁上的神经末梢，产生“便意”，并将这一信息传送到脊髓的低级神经中枢，反射性地引起直肠收缩，从而导致排便。同时，“便意”这一信息也传送到大脑皮层的高级神经中枢。高级中枢可以根据当时的情况，控制低级中枢的排便活动。

一般情况下，一天有一次“便意”，进行一次排便，久之则形成习惯。但是，如一时因工作走不开，或没有合适的场所，高级中枢可以抑制住排便。如果“便意”经常被干扰（如有的同学学习很专心，经常忽视了便意），有了“便意”不能导致排便，直肠壁上的神经末梢就会出现惰性，对大便积聚的反应就不敏感了，不能及时地产生“便意”。这样，大便在肠腔内存留的时间过长，其中的水分被大量吸收，大便就变得干燥坚硬，不易排出，在排便时产生痛苦的感觉。痛苦导致不想排便，不排便则大便更加干结，更加难以排出，这样就形成了恶性循环，最终导致“习惯性便秘”，还会因此而引起肛裂、痔疮等疾病。

由此可见排便习惯的重要性。要养成一天一次的排便习惯，不要因日常小事而破坏这个习惯。

生了痱子怎么办

痱子是夏天常见的皮肤病，多发于儿童、少年。是汗液排泄不畅所引起的粟粒性小水泡或丘疱疹。常于炎夏或高热潮湿环境下发生，又称汗疹。

衣着较厚、体肥胖、虚弱及高热患者易生痱子。痱子的类型有多种，最常见的为红色汗疹，可融合成片，抓挠后继发细菌感染则可形成脓痱子。痱子易发生在肘窝、颈部、胸背及皮肤皱折处。

生了痱子后要注意保持皮肤清洁。经常用温水洗澡，浴后外擦痱子水类擦剂。如有脓痱子，千万不可用手随意挤压脓头，以免细菌向全身蔓延而导致败血症。脓头处可涂红汞。必要时去医院由医生处理。如发生脓泡疹、疖肿也应去医院就诊。生了痱子可使用敛汗、消炎止痒的制剂。

夏季注意防日晒，防高温；注意室内通风降温；经常用温水洗澡，不洗冷水澡或热水澡，要用碱性小的浴液洗，洗后撒上少许痱子粉，过多会使汗与粉混合堵塞汗毛孔导致出汗不畅而生痱子；衣着应宽大、干净、易散热、吸汗，不宜穿化纤织物；在饮食上，应多饮水，吃清淡食物，多吃蔬菜、水果，可适当吃冷饮。

舌苔可以刮吗

在舌的表面长着许多丝状乳头，此处的细胞生长、再新得很快，经常有细胞脱落下来，和食物残渣混合在一起，就形成了舌苔。

正常健康的人，都会有一层薄薄的白色舌苔。如果身体的机能出现异常，或者有疾病发生，舌苔的颜色和厚度都将发生变化。比如，体内有热时舌苔会变黄，热极盛时甚至会变成紫黑色；体内有湿时，舌苔会变得又滑又腻；体内有寒气时，舌苔可以变得又厚又白等等。

由此可见，舌苔就像一面镜子，从一定程度上可以反映体内的健康状态。所以，中医把观察舌苔作为判断病情的手段之一。

有的人发现自己的舌苔变厚了，就想用勺子、叉子等物将其刮掉。其实，舌苔是刮不掉的。硬性将其刮掉，会损伤舌表面的皮肤，引起溃疡，也会破坏舌表面的味觉细胞，影响味觉。

再说，即使你把舌苔刮掉了，不久它又会长出来。因为舌苔变化的原因在身体内部，你不医治内部的疾病，只去刮舌苔是没有用处的。

所以，发现舌苔有变化，应及时找医生诊治，不要自己随便处理。

一般疾病的预防

春季应该注意些什么

（1）在疾病流行期间（如流行性感冒、流行性脑膜炎）少去公共场所，必须外出时应采取相应的防护措施，如戴口罩等。

（2）注意室内空气流通、消毒，最简便易行的方法是经常开窗通气，经常用食醋熏蒸居室。

（3）注意衣服调节，天气虽然渐渐变暖，但寒热不一，乍暖还寒，不要骤减衣服，要遵循“春捂秋冻”的原则。

（4）增加室外活动，加强运动，增强身体的新陈代谢，提高抗病的能力。春回大地，天气渐暖，空气也比较湿润，是百草出芽的大好季节，也是细菌等微生物繁殖、传播的大好时机。

因此，春季是比较容易生病的。上呼吸道感染、支气管炎、肺炎、流行性脑膜炎等疾病大都是呼吸道传染的，所以，春季要特别注意加强呼吸道的卫生，防止发生呼吸道传染病。

夏季应该注意些什么

夏季气候炎热，人体的新陈代谢旺盛，出汗多，食欲差，因昼长夜短，睡眠也较少。所以，稍有不慎则容易生病，应该注意日常的饮食起居。

（1）把事情尽量安排在早、晚天气比较凉爽时做，中午安排一定的时间午休，这样可以恢复因睡眠少而引起的疲劳。

（2）睡眠时不要让电风扇直对着身子吹，使用空调时也不要把温度调得过低。因为，人体在炎热时皮肤的毛孔是张开的，毛细血管也处于扩张状态，骤然降温容易引起伤风感冒，有时甚至会引起肌肉或关节的不适。

（3）注意饮食调理。因皮肤血管扩张，胃肠道的血流减少，消化功能相应降低，食欲较差。所以，饮食要清淡，多食荤素搭配的汤类和粥类，如海米冬瓜汤、丝瓜肉丝汤等，其中的营养较易吸收。还应适当吃些西瓜、绿豆汤等消热解暑之物，但切忌暴食冷饮及生冷瓜菜等。

（4）注意饮食卫生，防止痢疾等消化道疾病的发生。夏季气候炎热，细菌繁殖很快，容易污染食物，加上夏季饮水多，冲淡了胃液，降低了其杀菌作用，容易引起消化道疾病。所以，夏季要尤其注意食品卫生。

（5）多喝水，出汗多时尤其应该注意补充水分。此时不能只喝白开水，要适当加些盐和糖，因为汗液中不仅仅是水分，还含有钠离子等。出汗多时，既丢失了水，也丢失了钠，不能只补水不补钠。

（6）注意勤洗澡、勤换衣，以防出痱子或其他汗疹。它们都可以引起皮肤瘙痒，抓挠时如出现破损，还会引起感染，形成疖肿。如不及时治疗，感染扩散后还有引起败血症的危险。

秋季应该注意些什么

秋季是一年四季中气候变化最大的一个季节。其气温最高可达到40℃，最低可达到0℃。许多人很难适应气候的急剧变化，一些疾病便纷至沓来。

怎样依据秋季的气候特点预防疾病的发生呢？

（1）薄衣防感冒。不要秋风刚起，就把自己严严实实地包起来，要适当少加衣服，进行耐寒锻炼。这里所说的少加衣服，是以稍稍感到有凉意而不出汗为度，不要让自己过分受冻。稍稍感到有些凉时，身体的毛孔会处于关闭状态，抗寒能力就相应增强了，对于预防感冒很有好处。

（2）调节饮食，去除秋燥。秋季气候干燥，常常感到口渴、咽干、皮肤干燥、大便干结，应多食滋阴润肺之物，如用百合煮粥、麦冬煎茶、鸭梨炖羹，均可滋阴生津，纠正秋燥引起的机体功能失调。

(3) 注意补充营养。夏季因气候炎热，食欲很差，人们摄入的营养往往较少。而夏季身体的消耗又比较多，这样就在营养方面形成了亏空。进入秋季后，要及时补充营养，才能提高抗病的能力。

(4) 坚持用冷水洗脸、洗脚，甚至可以尝试洗冷水澡，这样既可以去除秋季的湿热，也可以增强身体的耐寒能力，防止疾病的发生。

冬季应该注意些什么

冬季气候寒冷，人们在室内的时间相应增多。而且，为了御寒人们习惯把门窗紧闭，有的甚至连窗缝也用封条封上。这样，室内的空气很难流通。实验证明，在相对静止的空气中，带有细菌、病毒的飞沫要经过 30 ~ 60 分钟以后才能消失，有的甚至可以在空气中飘浮 30 个小时。人在室内停留的时间长，室内的空气中又含有许多细菌，自然就容易患呼吸道传染病。

所以，在冬季要注意室内的通风，养成每天早晨起床后即开窗通风的习惯。家中有人患感冒等呼吸道传染病时，要注意室内空气的消毒，以防疾病在家中流行。

还要注意增加室外活动的时间，在室外活动不仅可以呼吸新鲜空气，还可以接触到足够的阳光，利于保持身体健康。同时，应该加强耐寒锻炼，提高呼吸道的抗病能力。在饮食方面许多人也存在认识误区：认为冬季天气寒冷，应该多吃温热性食品。其实，冬季的人体是外寒内热，应该像秋季那样多吃一些养阴生津的食品。

另外，由于冬季皮肤血液循环差，皮脂腺的分泌也减少，容易出现手足皴裂。所以应注意使用油性护肤品保护皮肤。

什么是流行性感冒

流行性感冒简称流感，是一种由流感病毒引起的急性呼吸道传染病。流感通过流感病人咳嗽、打喷嚏及接触病毒污染物等方式传播给易感者，其传染性极强，传播迅速，人群普遍易感。

感冒和流感是两种不同的疾病。我们平时所讲的感冒，是指普通感冒，俗称“伤风”，由多种病毒、支原体细菌引起。一般有明显的受凉史，症状较轻微，以咽痛、咳嗽、鼻塞及流涕为主，无发热或仅有低热。

流感主要是通过空气传播，经呼吸道进入人体，如平常说话、咳嗽、打喷嚏时，会喷出许多唾沫，就有可能传播流感。流感病人是主要传染源。

流感病人通常发病急、症状重，主要表现为头痛、高烧、乏力等全身症状，而咳嗽、打喷嚏症状较轻。

如何预防流行性感冒

预防感冒的自我保健也有许多，下面介绍几种：

（1）早晨起床后开窗通风 30 分钟。

（2）早晨用冷水洗脸；晚上用热水洗脚。

（3）每天早晨晚上用淡盐水嗽口，保持口腔清洁。

（4）两手伸开，对掌相搓至发热后干洗脸。

（5）两手食指按摩迎香、风池、上星穴。

（6）站立，两脚距离与肩同宽，两臂伸直举过头，深呼吸，然后两臂下垂至两腿侧，连续做 10 次。

（7）风油精擦太阳、印堂、人中等穴位。

（8）按摩鼻部预防感冒。用右手大拇指和食指轻轻捏住鼻梁，上下按摩 50 ~ 60 次，每日 2 次，最好在早晨上学前和下午放学后，不要间断。对于预防鼻炎和感冒有明显效果。

（9）将醋用水稀释，放入容器内在火炉上煮沸后，放在暖气片上使之缓慢蒸发。

（10）用晒干后的冬桑叶和碎菊花作枕芯，使人头脑清新，可以驱风，防感冒。

（11）把大蒜切成细条塞入鼻孔内防感冒。

（12）六神丸具有明显的抗病毒作用。在感冒流行期间服用，可以起预防作用。

（13）葱姜粥。洗净切碎的葱白100克，姜末25克，粳米250克，开水2000毫升，红糖100克。先将粳米煮至六成熟时加入葱白和姜末，再熬至九成熟加入红糖熬熟即可。服用后可预防风寒感冒。

中小学生有哪些养生要诀

（1）常梳头：梳头可以刺激头部的某些穴位，对眼、耳、鼻、头部有保健功能，能起到很好的按摩作用。它能消除疲劳，增强记忆力，改善大脑功能。

（2）常搓面：用两手对掌相搓，发热后，双手在面部从下向上，从内向外搓脸60次。这样可以增加面部血液循环，减少面部皱纹。

（3）常转目：双眼要经常进行转动眼球运动。方法是坐在椅子上，双目顺时针转3圈后，平视前方5秒钟然后再逆时针转3圈，再平视前方5秒钟。每日早、晚各1次，速度不要太快。这样可以预防近视和远视。

（4）常叩齿：每日上下牙齿轻轻相叩数十次，达到巨齿、坚齿的目的。

（5）舌常抵上颚：用舌尖轻轻抵住上颚，咽下唾液，可生津液，助消化。

（6）常弹耳：双手掩耳，轻拍耳部，可补丹田、防耳鸣。

（7）常按摩腹部：每日睡眠前后，经常用双手掌按摩腹部（切忌饭后按摩），能使腹部脂肪减少。

（8）常提肛：每日收缩肛门数十次，可防止便秘，免患痔疮。

（9）常排便：每日的大小便均不使之积聚，用力排出，预防膀胱、直肠的病变。

（10）常摇四肢：增加血液循环。

冬防感冒小窍门

感冒又称伤风，如果病情较重，又广泛流行，便是流行性感冒。

流行性感冒是冬季的多发病。预防感冒，最根本的一条，就是加强锻炼，增强体质。除此，还要防止“外邪”侵袭。因此，要坚持用冷水洗脸洗鼻，增强鼻黏膜对冷空气适应能力。也可用手指揉按鼻旁迎香穴 1～3 分钟，或用两食指擦鼻梁两侧，使之发热，促进鼻腔的血液循环和黏液的分泌，以增强其抗病能力。

近年来，科学研究表明，感冒通过手与手的接触是一条很重要的传染途径。因为感冒病毒能在手帕上存活 1 小时，在手上存活 2 小时。感冒患者擦鼻子时将活病毒转移到手上，接着又污染了他们触及过的地方，如与他人握手、拉门把手、拿电话机话筒时便把病毒传染给了健康人。因此要经常用肥皂洗手，在洗手前不要用手摸鼻子和眼睛。

假如你体质虚弱，经常感冒，可以用中药黄芪 30 克、防风 15 克、白术 15 克，研成粗末，滚开水浸泡，当茶常服，1～3 个月为一疗程，这种疗法防治感冒效果极佳。

另外，居室要“门户开放”，使阳光直射，空气流通，也可以常用盐水漱口、漱喉。在感冒流行的季节，出入公共场所，可以在身上带几颗咸干果，如盐渍橄榄、咸话梅等，一出门马上含一颗在口里，使口中常有一点咸味，能起杀菌作用。

流脑的症状和预防

流脑的潜伏期一般为 2～3 天，最长的可达 10 天。

发热、头痛、呕吐是流脑三大主要症状。婴儿症状表现不典型，往往伴有高热、拒食、烦躁、哭闹不安等，流脑发病初期类似感冒，流鼻涕、咳嗽、头痛发热等。病菌进入脑脊液后，头痛加剧、嗜睡、颈部强直、有喷射样呕吐和昏迷休克等危重症状。大多数病人皮肤、黏膜有红色瘀点瘀斑。

流脑的预防控制措施主要包括以下 5 项：

（1）常晒衣服、晒被褥、晒太阳。经常开窗通风换气。室内还可经常用食醋、艾叶等熏蒸消毒，杀灭病菌。

(2) 6个月至15岁的儿童，是流脑的易感人群，必须按免疫接种时间，及时接种流脑疫苗。

(3) 及时发现病人，早期隔离、治疗。流行季节一旦发现不明原因的发热、乏力、咽喉痛、剧烈头痛、喷射呕吐等症状的病人，应立即送医院检查。

(4) 培养良好的生活方式，按时作息，保证睡眠，经常参加体育锻炼，增强体质。

(5) 少去或不去公共场所，教室、居室开窗通风。

流行性腮腺炎

流行性腮腺炎，俗称“痄腮”。是由腮腺炎病毒引起的急性呼吸道传染病，主要发生在儿童和青少年。腮腺炎病毒除能侵犯腮腺外，尚能引起脑膜炎、睾丸炎、卵巢炎、胰腺炎等。

人是腮腺炎病毒的唯一自然宿主。腮腺炎患者和隐性感染者是本病的传染源。患者腮腺肿大前7日至肿大后9日均能排出病毒。

传播主要通过飞沫传播。接触到被含有腮腺炎病毒唾液污染的食具或玩具亦可引起感染。

任何年龄的人皆可患病，主要在儿童和青少年中发生，尤以5~15岁患者较为多见，2岁以下、40岁以上很少发病。

本病潜伏期14~25天，平均18天。在腮腺肿大的1~2天前，出现发烧、头痛、呕吐、食欲不佳等全身不适症状。腮腺肿大常是疾病的首发体征，持续7~10天，常一侧先肿2~3天后，对侧腮腺亦出现肿大，有时肿胀仅为单侧。腮腺肿大的特点是以耳垂为中心，向前、后、下扩大，有疼痛及触痛，边缘不清，表面皮肤不红，可有热感但不化脓。张口、咀嚼特别是吃酸性食物时疼痛加重。肿痛在3~5天达到高峰，1周左右消退。腮腺肿大时体温仍高，多为中度发热，持续5~7天后消退。全程10~14天。

早期发现患者，早期进行隔离，隔离期一般认为应从起病到腮肿完全消退为止，约3周。患儿的鼻咽分泌物和毛巾、食物要消毒煮沸。

养成良好的个人卫生习惯：如勤洗手，使用肥皂或洗手液并用流动水洗手，不共用毛巾。打喷嚏、咳嗽时使用纸巾，不直接面对他人。认真刷牙（一般不少于3分钟），刷牙后用温生理盐水或淡盐水漱口，仰头含漱能充分冲洗咽部。

水　痘

水痘是由一种疱疹病毒引起的急性呼吸道传染病。它是通过飞沫或被痘疹浆污染了的物品而进行传播的。以秋、冬季多见，病后可获终身免疫。

多数病例为轻型，仅有低度或中度发热，伴有流涕、咳嗽等不适感。在集体儿童机构内易造成流行。

水痘潜伏期一般为14~16天。病初有轻度发热等，似感冒症状。1~2天后，皮疹可依次从躯干、头部、面部、四肢出现，不高出皮肤，数小时后变为丘疹，高出皮肤，再变透明饱满的水痘，以后变为浑浊，再变为干瘪的水疱。水疱周围皮肤发红、发痒。1~2天后，干枯结痂，几天后痂落，不留疤痕。并发细菌感染时，可形成脓痘，有很强的传染性。皮肤黏膜出现迅速发展的斑疹、丘疹、疱疹和结痂，皮疹呈向心分布为特征。

风疙瘩

有的同学一出门，或一打开窗子，遇到冷风，很快就会在身上、脸上出现不规则隆起的疹块，有的呈淡红色，有的呈苍白色，很痒，用手抓挠会变大或融合成片。不知不觉中，多数疹块又可在一日半天内消退，不留蛛丝马迹。人们常把它称为“风疙瘩”。风疙瘩有时候也在吃了鱼虾、鸡蛋、牛奶后出现。医学上称之为荨麻疹，是由于皮肤黏膜血管通透性增加，引起局部水肿所致。患了荨麻疹，有的可伴有恶心、呕吐、腹痛、腹泻、胸满、憋气等表现，这是肠道和气管黏膜也出现荨麻疹的缘故。荨麻疹可反复发作，也可不治自愈。

发生了荨麻疹，不必惊恐，一可按医生的吩咐服用一些抗过敏的药物，如扑尔敏、息斯敏、克敏能等。对伴有严重腹痛、腹泻及面部、手足浮肿的荨麻疹可酌情用激素或钙剂治疗。局部可外用炉甘石洗剂或肤轻松等软膏。在饮食上，多吃清淡饮食、多饮水，避免吃海鲜等易致过敏的食物。另外，不要到处乱抓，越痒越抓，越抓越痒，导致恶性循环，严重时可使皮肤破损，合并细菌感染。

荨麻疹可由许多原因引起，如风吹日晒、冷热变化、花粉、羽毛绒、各种饮食、蛔虫、药物等等，举不胜举。所以要尽量找出每次发生与哪些因素有关，从而预防发病。

荨麻疹又称小儿风疙瘩，是有多种原因引起的皮肤下的小血管扩张，形成的皮肤发痒的常见病。荨麻疹是以往儿童最常见的急性呼吸道传染病之一，其传染性很强。

荨麻疹的皮疹为大小不等、形状不同、高起皮面的暂时性水肿性斑疹，伴有剧烈瘙痒。患者常因此而搔抓不止，白天影响工作和学习，夜间影响睡眠。风团出现一般可持续数小时至十多小时，而后自行消退；较严重者可伴有腹痛、腹泻或胸闷、哮喘发作。

绝大部分荨麻疹可在1～3周左右痊愈。若反复数月不愈则称为慢性荨麻疹。有的在搔抓、划碰后皮肤局部出现索条状风团，称皮肤划痕症；有的在遇冷风冷水时发病，称寒冷性荨麻疹。

和其他疾病一样，患了荨麻疹之后，首先应寻找病因，一般来讲急性荨麻疹的病因为机体对外源性过敏物质（过敏源）的一种急性过敏反应，所以病因较易寻找。常见的有：食入异种蛋白如鱼、虾、肉类；食用植物类食品如桃、腰果等；吸入过敏源如春季的花粉、霉菌孢子、粉尘等；使用过某些过敏性药物如青霉素、磺胺等；体内有急性感染病灶等。找到病因后，便可以有针对性地治疗，从根本上控制荨麻疹。慢性荨麻疹的病因则较复杂和难以寻找，患者往往有一定的家族遗传因素（过敏体质）和慢性病灶。在诊治中，可根据患者情况，如发作频度、发作时间、伴发症状等，选用合适的药物或药物组合。慢性荨麻疹患者也可通过摸索及体验，找到最适合自己的药物和预防方法，比如，少吃高热量、高蛋白的食品，清洁居室，远离花粉等过敏源，预防过敏发生。

手足口病

手足口病好发在10岁以下的儿童，但成人也有可能得病，因此可以说每个人都是易感的。感染后只获得该型别病毒的免疫力，对其他型别病毒再感染无交叉免疫，即患手足口病后还可能因感染其他型别病毒而再次患手足口病。

手足口病传染性中度。人与人之间的传染是通过直接接触感染者的鼻和咽分泌物或粪便。在发病的第一周传染性最强。手足口病不会在人和动物或宠物间传播。

该病从感染到出现症状的潜伏期通常是3~6天。发热是手足口病常见的首发症状。

得了手足口病通常没有太严重的后果。几乎所有病人不需治疗便可康复。手足口病通常在7~10天内痊愈。并发症不常见。极少病人可并发无菌性或病毒性脑膜炎，其症状是发热、头痛、颈直或背痛，这需要住院治疗一段时间。

手足口病一年四季，以夏秋季较多。发病初期先有发热、咳嗽、流涕和流口水等，像上呼吸道感染一样，有的孩子可能有恶心、呕吐等症状。以后手、足的指及趾背部出现椭圆形或梭形的水泡，疱的周围有红晕，水疱的液体清亮，水疱的长轴与皮纹是一致的。然后水疱的中心凹陷、变黄、干燥、脱掉（脱屑）。另外指、趾端有散在的比较坚硬的淡红色丘疹或者疱疹。同时，在口腔里，如嘴唇、舌、口腔黏膜、齿龈上也有散在的水疱，但口腔里的水疱很快破溃而形成灰白色的小点或灰白色的一层膜，其周围有红晕，在灰白色的膜下可以见到点状或片状的糜烂面。手足口病是由病毒感染引起的，感染源为疱疹液，咽喉分泌物，粪便污染的手、玩具、食具等。目前此病没有较有效的治疗方法，但可以采取一些措施缓解。

该病通常1~2周可以自愈，不会留下后遗症，但它也不是终身免疫，即以后还可以感染发病。在预防方面，应注意在夏季此病流行时，尽可能少带孩子到公共场所，平日教育小儿要养成良好的卫生习惯，做到饭前、便后洗手；对玩具、餐具要定期消毒。做到早发现、早治疗、早隔离。若此病在托儿所或幼儿园内流行时，首先应将患儿与健康儿童隔离，将玩具用消毒液消毒；健康儿童可以口服板蓝根冲剂以预防。

什么是乙型肝炎

乙型肝炎遍及全球。该病无一定的流行周期，一年四季均可发病，但多属散发。近年发病率明显增长，主要与有无流行、卫生习惯、居住条件、人群免疫水平和防治措施等有关。乙肝表面抗原携带率热带地区高于温带，男性高于女性，儿童高于成人，城市高于农村。乙肝亚型的地理分布亦有不同。我是是肝炎高发区，1990 年的资料表明，我国人口中约 1/2 感染过乙肝病毒或正在感染中。

乙型肝炎是由乙型肝炎病毒引起的肝脏炎性损害，是我国当前流行最广泛、危害最严重的一种传染病。经济发展的水平较低，卫生条件比较差是本病流行的基础。传染源主要是患者及病毒携带者，经血液、性接触和生活密切都是传播的重要方式。易感者感染乙肝病毒后约经 3 个月（6 周 ~ 6 个月）发病。临床表现为乏力、食欲减退、恶心、呕吐、厌油、腹泻及腹胀，部分病例有发热、黄疸，约有 1/2 患者起病隐匿，在查体中发现。肝功能异常，血清乙肝表面抗原、乙肝病毒去氧核糖核酸、去氧核糖核酸聚合酶均为阳性。少数病例病程迁延或转为慢性，或发展为肝硬变甚至肝癌；少数病例病程发展迅猛，肝细胞大片坏死，成为重症肝炎；另一些感染者则成为无症状的病毒携带者。

预防乙肝，是人的一个重要事情，因为该病迄今没有可以完全治好的药物。因此，首先要知道它是如何传播的。主要有以下几种：

（1）乙肝病毒主要是经血传播：如输入全血、血浆、血清或其他血制品，通过血源性注射传播。

（2）胎源性传播：如孕妇带毒者通过产道对新生儿垂直传播；妊娠期发生肝炎的孕妇对胎儿的感染等。

（3）医源性传播：如医疗器械被乙肝病毒污染后消毒不彻底或处理不

当，可引起传播；用一个注射器对几个免疫对象预防注射时亦是医源性传播的途径之一；血透患者常是乙肝传播的对象。

(4) 性接触传播：近年国外报道对性乱交、同性恋和异性恋的观察肯定，乙型肝炎的性传播是传染性伙伴的重要途径，这种传播亦包括家庭夫妻间的传播。

(5) 昆虫叮咬传播：在热带、亚热带的蚊虫以及各种吸血昆虫，可能对乙肝传播起一定作用。

(6) 生活密切接触传播：与乙型肝炎患者或携带者长期密切接触，唾液、尿液、血液、胆汁及乳汁，均可污染器具、物品而传播乙型肝炎。

结核病的预防

结核病，古称“痨病”、“肺痨”，是一种慢性消耗性的传染病。目前，我国结核病人数占全球的16%。发病率仅次于印度，排世界第二位，每年全国约有5.5亿人感染结核菌，结核病发病率约145/10万，现有活动性肺结核病人约450万，其中具有传染性的病人约150万，每年约有13万人死于结核病。

肺结核病主要是通过咳嗽，由呼吸道传播的传染病。一个排菌的肺结核病人在一年内可以传染15～20人。肺结核病严重危害着人们的健康，是全球关注的公共卫生问题和社会问题。

在肺结核病变中或空洞中，存在大量繁殖的结核菌。这些结核菌随着被破坏的肺组织和痰液，通过细支气管、支气管、大气管排出体外。含有大量结核菌的痰液，通过咳嗽、打喷嚏、大声说话等方式经鼻腔和口腔喷出体外，在空气中形成气雾（或称为飞沫），较大的飞沫很快落在地面，而较小的飞沫很快蒸发成为含有结核菌的“微滴核”，并长时间悬浮在空气中。如果空气不流通，含菌的微滴核被健康人吸入肺泡，就可能引起感染。由此看来，传染性的大小与传染源病人的病情严重性、排菌量的多少、咳嗽的频度、病人居住房子的通风情况、接触者的密切程度及抵抗力有关。以上称为“咳嗽传染”，是经科学试验证的，是最主要的传播方式。也有可能通过随地吐痰形成的“尘埃传染”，但这是次要的传播方式。

控制传染源、切断传播途径及增强免疫力、降低易感性等是控制结核病流行的基本原则。减少结核病感染和发病机会的措施有：①早发现、早治疗，治愈传染源，减少结核杆菌传播的机会。②养成良好卫生习惯，不随地吐痰，不对着他人咳嗽、打喷嚏或大声说话。③保持室内经常通风换气，锻炼身体，增强免疫力。④新生儿和婴幼儿应及时接种卡介苗。⑤对已感染结核杆菌并有较高发病可能的人，应在医生指导下进行药物预防。

结核病是一种慢性传染病，也是一种全身性疾病，人体各个器官都可以患结核病。最常见的是肺结核。由于人体抵抗力的不同，细菌毒力的大小，以及发现肺结核后的治疗上的差别，肺结核可以有多种临床类型，各种临床类型在病人身上反映的症状是有差别的，但不管怎样，肺结核的症状，在所有的病人身上的表现还是有共同的方面。

非典型性肺炎

学名 SARS，为严重急性呼吸道症候群。在未查明病因前，被叫做“非典型性肺炎”。它是一种因感染 SARS 相关冠状病毒而导致的以发热、干咳、胸闷为主要症状，严重者出现快速进展的呼吸系统衰竭的呼吸道传染病。极强的传染性与病情的快速进展是此病的主要特点。

实际上儿童较少感染传染性非典型肺炎，原因有可能是现在的儿童出生以后都在做计划免疫，而各种各样的预防针可能会产生交叉免疫的作用。但是因为传染性非典型肺炎的传播途径主要为飞沫传播和空气传播、接触传播，由于该病的传播地点主要包括家庭、医院、旅馆及交通工具等，所以最好做好如下预防措施：

（1）保持室内空气流通，经常开窗通风，宁可多穿点衣服也不要关窗。

（2）少去到人群聚集的公共场所，如电影院、商场等，以减少感染机会。

（3）加强耐寒训练及体能锻炼，最好从小养成用冷水洗脸、洗手的习惯，以增加机体对各种病毒的抵抗力。

(4) 保证充足的脂肪、蛋白质及维生素，因为合理膳食既可防止营养不良又可避免营养过剩，更主要的是能提高自己的免疫力和抵抗力。

(5) 养成饭前便后洗手的好习惯，避免用手经常揉眼、搓鼻及掏嘴等不良的卫生习惯。

(6) 勤晒被子、勤换衣服，并要注意经常清洗儿童的玩具。

(7) 患有感冒的家人应避免近距离接触，如亲吻、搂抱等。

(8) 一旦发现患有呼吸道感染要及时告诉老师父母，必要时应及早看医生。

疫苗注射不用怕

疫苗注射，俗称打预防针。在我国，中小学生的免疫已经被普遍重视起来，并有计划地进行预防接种。为了使机体形成持续有效的免疫能力，接种疫苗需有一定的接种次数，也就是必须经抗原的多次刺激才能使机体形成牢固的免疫能力。因此，中小学生要加强免疫注射。

小学一年级注射白百二联 1 针；麻疹、乙脑、卡介苗各加强 1 次。

初中一年级注射成人白类、麻疹、乙脑各加强 1 次。

高中三年级注射成人白类、麻疹各加强 1 次。

我国现有疫苗按照付费情况分为 2 类：一类疫苗和二类疫苗。一类疫苗由国家支付费用，全体儿童都要注射，常称之为“5 苗 7 病”。二类疫苗由家长支付疫苗费用，共有三四十种。相对来说，这种方式既预防了一些多发疾病，也避免了注射过多带来的弊端。

中小学生打丙种球蛋白可取吗

丙种球蛋白是从正常成人血或胎盘血中提取的一种免疫球蛋白浓缩制品，含有多种抗体。主要用途是对接触过某些传染病如肝炎、麻疹、脊髓灰质炎等的易感人群，预防及减轻传染病的发生。

另外丙种球蛋白还可用于患有免疫缺陷病、抵抗力弱、经常感染的儿童。但其并非能防百病。有些人错误地认为，给儿童注射了丙种球蛋白，就不会得病了，这种预防疾病的方法是不足取的。因为丙种球蛋白可能造成健康的中小学生的免疫功能紊乱，可发生荨麻疹等血清病，甚至会因制剂不纯而染上乙肝、艾滋病等经血液制品而感染的疾病。如果中小学生中确实有人患有免疫力低下等疾病，可以在医生的指导下注射免疫球蛋白。健康的中小学生应通过锻炼身体提高自身的免疫力。

紧急外伤的处理

中小学生活泼好动，容易出现外伤。当出现外伤时，首先察看伤口的轻重。如伤口较轻，创面不大，又没有流很多的血，可以用脱脂药棉或棉签擦净伤口周围的脏物、血迹，然后用创可贴或药纱布把伤口缠好，伤口不要沾水，以防感染。如果伤口创面很大，失血很多，应及时止血，可以用干净的面巾纸最好是药棉压迫伤口止血，然后去医务室或医院请医生处理伤口，若伤口污染比较严重，应注射破伤风抗毒素，以防感染破伤风病菌。如果外伤很严重，已经影响了骨骼的活动，且非常疼痛，应考虑已伤及筋骨，及时找车送医院检查。

得了慢性支气管炎怎么办

慢性支气管炎是中小学生的常见病，是一种呼吸道的慢性疾病。多数是因为急性支气管炎治疗不当转为慢性支气管炎所致。一旦患有慢性支气管炎，要及时去医院对症下药，否则感染迁延不愈会导致肺炎、哮喘、肺心病及呼吸衰竭而影响中小学生的学习和生活。可采用以下办法治疗：

（1）寻找病因。这种病多是急性感染期没有及时应用抗生素，或过多、过频换用抗生素造成细菌耐药，过早中断药物，造成治疗不彻底所致，因此到医院要做全面检查。排除支气管异物、支气管扩张、肺炎等。并做痰细菌培养及药物敏感试验，待明确何种细菌致病、对何种抗生素敏感，再对症下药。

(2) 中医中药治疗。因长期乱用多种抗生素，可以造成抗药性，对多种抗生素都不敏感，可停用抗生素改用中药治疗。实践证明，这类病人改用中医、中药治疗后可收到显著效果。

(3) 注意生活起居，衣着适度，不要过多增加穿戴，以预防感冒。适当进行体育锻炼、增加抗病能力。饮食上忌食油腻、油炸食物，忌食冰糕、冷饮等食品，忌食巧克力、糖块等甜食。以偏淡饮食为好。做到以上各点，慢性支气管炎会逐渐好转起来。

患了肺炎怎么办

肺炎是指肺部炎症，是一种常见的呼吸道疾病。一般易发于冬春季。起病较急，开始可有寒战、高热、阵发性干咳、气喘、胸痛等。很多情况下，是因上呼吸道感染迁延不愈继发而来，所以感冒数日不好，并且咳嗽、发烧加重，则应警惕肺炎的发生。发病的第 2 ~ 3 天后可咳出铁锈色痰或黄色脓性痰。如病变广泛，可因缺氧而出现口唇及面色青紫及气急等症状。也有人出现恶心、呕吐、腹泻等。严重者，可发生休克、神志模糊或昏迷。如有以上症状，需及时去医院检查，及时治疗。

患了肺炎后，轻者可服药或肌肉注射抗生素类药，重者住院治疗。在患肺炎期间要密切注意体温、呼吸、脉搏等变化。并合理安排饮食、休息和生活环境等。患病期间要以清淡易消化饮食为主，并多饮水和喝汤。忌油腻、辛辣食物。患病后多卧床休息。轻者虽可进行适量的活动，但不适合在急性期上学，以免病情加重或将病菌传给他人。生活环境要保持整洁、安静、通风并要保持一定湿度，以利于排痰、排菌。室内避免放置炉子、蚊香等产生刺激性气体的设施。对于高热（体温高于 39℃）的病人要及时采取物理降温，如使用冰枕、冰袋，或用酒精、温水擦浴，并应用退热药物。气急者可给予氧气吸入。肺炎一般 7 ~ 10 天后基本痊愈。

预防肺炎，中小学生平时要注意加强营养，不偏食、不贪食。加强体格锻炼，增加户外活动，增加抗病能力；室内要经常通风换气；在肺炎流行期少去公共场所；一旦患了感冒要及时治疗，以防继发肺炎。

发生腹痛怎么办

腹痛是中小学生常见的疾病，主要原因有几种：①胃肠功能紊乱、消化不良所致的功能性腹痛，发生部位多在脐周或腹部。多因暴饮暴食或食生、冷、硬食物引起。②器质性腹痛，由内脏器疾病如胃肠道炎症、溃疡、阑尾炎、胆囊炎、肝炎、胆道蛔虫等引起。③全身性疾病如中毒、过敏等也可引起腹痛。

中小学生一旦发生腹痛，首先应考虑是何种原因所致。若经常暴饮暴食，过多吃生冷食品，多半属功能性腹痛，如果腹痛不是很严重，可酌情饮些热水或吃些容易消化的软食。疼痛难忍者，应立即去医院就诊。但不可擅自服用止痛药或注射止痛针，以免腹疼缓解但病还在恶化，而不能通过腹疼表现出来，从而掩盖真实病情，贻误诊治。如果无缘故突发性腹痛或持续很长时间的隐痛应考虑是器质性腹疼，要及时去医院检查，及早确诊、治疗。

中小学生预防腹痛主要在于保护胃肠功能，预防消化道传染病。饭前便后要洗手；避免暴饮暴食；避免吃过多生、冷、硬及不易消化的食品；做到饮食有规律；少到公共场所用餐，减少上述疾病的发生。

怎样预防拉肚子

拉肚子又称腹泻。一般说来，大便次数增多，或发生形状改变，如大便呈水样、蛋白样、脓血样等，即为腹泻。腹泻的病因多是吃了不卫生或腐败的食物引起肠道细菌感染，或食物中毒所致的急性胃肠炎或细菌性痢疾。其他像胆囊炎、胰腺炎、胃炎等消化道疾病也可引起腹泻。一旦得了腹泻要及时去医院检查、治疗。

那么，中小学怎么预防拉肚子呢?

(1) 饭前便后要洗手；不喝生水；生吃蔬菜、瓜果要洗净，以防细菌侵入胃、肠道，引发细菌性痢疾。

(2) 不要暴饮暴食，少吃生、冷、硬及酸、辣食品。养成良好的饮食习惯，一日三餐要定食定量，以防急、慢性肠胃炎的发生。

(3) 夏季是腹泻发病的高峰时期，这个时期要格外注意饮食卫生。尽量不到公共场所去吃饭；不吃过夜或变质食品，以防细菌性痢疾的发生。

(4) 有些蔬菜如扁豆，一定要等煮熟或炒熟再吃，以防食物中毒。

感染上蛔虫症对中小学生有何危害

有的同学不管吃多少好东西就是不胖，还经常肚子疼，面黄肌瘦，这可能是肚子里有了蛔虫。蛔虫症是中小学生尤其是小学生常见的肠道寄生虫病，常影响肠道功能及生长发育。其并发症较多，甚至可危及生命，因此必须积极防治。

蛔虫在人体的肠道内寄生，虫卵随粪便排出体外后，借污染的食物和人，经口而感染蛔虫症。患了蛔虫症后，由于蛔虫在肠道内寄生，可刺激肠壁，消耗营养，分泌毒素及排泄代谢物而产生症状。最常见的就是腹痛，常在脐周围，不固定部位，时好时坏。伴有食欲减退、面黄、消瘦、贫血，夜间睡眠不宁、磨牙、易惊。此外，蛔虫还可游走，到处乱钻。当蛔虫过多或有发热以及驱虫不良时，蛔虫可钻到肝、胆、阑尾而引起蛔虫性肝脓肿、阑尾炎、胆道蛔虫症，还可引起蛔虫性肠梗阻及脑膜炎等。有过敏体质的人，还会有荨麻疹、皮肤瘙痒等过敏表现。

如何驱除肚子里的蛔虫

蛔虫症的主要治疗措施就是驱虫治疗，即服用驱虫药。什么时候服药最好呢？一般认为在秋冬季节，吃进的虫卵已经长为成虫，并都集中在小肠内，此时服药，可以在很短时间内杀死蛔虫。目前驱虫药主要有肠虫清、安乐士等。但要在医生的指导下服用。如有腹痛明显、发热、吐泻等其他疾病时，不应服药，以免虫体钻入其他部位而引起并发症。在服药时要尽量空腹，并避免油腻饮食，以利于驱虫药与虫体充分接触而发挥驱虫作用，并要保持大便通畅，以利死亡的虫体排出。

俗话说："病从口入"。平时多洗手，不吃不洁食物，不喝生水，生吃的食物要洗干净，就可把蛔虫拒之口外，不得蛔虫症，免受痛苦。

腹痛警惕阑尾炎

阑尾炎是儿童时期的常见病和多发病，治疗不及时，常可导致阑尾穿孔、腹膜炎、腹腔残脓肿，以及肠梗阻、败血症等并发症。随着年龄增长，急性阑尾炎的发病率亦随之升高。2 岁以内发病率为 4% ~5%，其中 1 岁以内者仅占 1/10 左右。在儿童人群中，6 ~ 12 岁为好发年龄。男女之比为 2∶1。

阑尾炎是一种极常见的急腹症。阑尾是盲肠内侧一个细长盲管。人体阑尾的长短和位置不一，一般长 7 ~ 9 厘米，位于右下腹部位。阑尾近端与盲肠相通，末端为盲端。阑尾黏膜下层有丰富的淋巴组织，并常呈增生，使阑尾腔狭窄或梗阻；阑尾腔内常有粪便、结石、寄生虫等存留，这些因素都可造成阑尾腔内容物引流不畅，尤其因阑尾动脉为终末动脉，供血较差，一旦因某种原因造成血循环障碍，就易引起阑尾缺血坏死而发炎。

症状主要有：

（1）腹痛：开始时出现上腹或脐周疼痛，数小时后因阑尾炎症波及局部腹膜，疼痛开始固定在阑尾所在位置。但幼小儿童不能描述病情，仅述腹痛，烦躁不安，故幼儿诉腹痛时，不能仅仅考虑饮食不当或肠胃炎，而必须警惕阑尾炎的存在。

（2）消化道症状：早期出现厌食呕吐，有的大便次数增加，往往不甚严重易被忽视。若腹膜炎合并肠麻痹，呕吐加重，呕吐物常含胆汁。由于直肠受激惹，大便次数明显增多。

（3）体温：在发病初 12 ~24 小时常为低热，多在 38.5℃以下。一旦发生穿孔，体温可迅速升高达 39℃以上。婴幼儿因神经系统发育尚未完善，体温调节中枢不稳定，体温变化常与病变情况不成正比，有时早期就可出现高热。

传统小儿急性阑尾炎根据病情可分为保守治疗、手术治疗2种，治疗原则如下：

（1）保守治疗：急性阑尾炎早期主要以消炎为主，选用的抗生素必须对厌氧菌和需氧菌均有效。根据实际情况，禁食或食清淡饮食，在保守治疗12～24小时内，若病情加重或未见好转，应立即手术治疗。

（2）手术治疗：病儿得病时间长、病情重或已出现阑尾穿孔时，要立即手术；慢性阑尾炎急性发作时，应立即手术；阑尾周围脓肿，如病程已超过3天，肿块已局限者，应采用保守治疗，待炎症消退后6～8周再行阑尾切除术。

如何防治冻疮

到了冬天，常常能看到有些同学的手、脚发生红肿、水泡或溃烂，这就是冻疮的表现。冻疮是寒冷季节易发生的皮肤病，常在面部、手脚和耳鼻等暴露部位发生。初时为局限性红斑或青紫色肿块，伴有痒、灼热或刺痛感，暖后尤甚。较严重者可出现水泡、溃烂，有明显疼痛，还可继发细菌感染，形成化脓性改变。冻疮的病程缓慢，可绵延数日或数周，气候转暖可自愈，但第二年冬季可再发。

治疗冻疮可外用冻疮膏等。有溃疡时外用消炎防腐的软膏涂擦，如新霉素软膏、鱼石脂软膏等。如合并化脓性改变，要用抗生素口服或注射治疗。

预防冻疮措施：寒冷季节注意保暖，对潮湿手套及鞋袜应及时更换或烤干，鞋袜不可过紧；坚持户外体育锻炼，清早用冷水洗手、洗脸，揩干后按摩，睡前用热水泡手足，易受冻部位可擦凡士林或其他油脂类，以保护皮肤。

口疮怎么办

口疮即口腔溃疡，多见于口腔黏膜及舌的边缘，常是白色溃疡，周围有红晕，十分疼痛，特别是遇酸、咸、辣的食物时，疼痛更加厉害，以致美味佳肴都不愿品尝。虽是口腔小疾，却令人痛苦不堪，甚至坐卧不宁，寝食不安，情绪低落。

口腔溃疡与以下因素有关：

（1）消化系统疾病及功能紊乱：如腹胀、腹泻或便秘等情况。

（2）内分泌变化：有些女性患者往往在月经期发生，可能与体内雌激素量下降有关。

（3）精神因素：有的患者在精神紧张、情绪波动、睡眠状况不佳的情况下发病，可能与自主神经功能失调有关。

（4）遗传因素：如父母双方均患有复发性口腔溃疡时，其子女约有80%～90%患病，若双亲之一患此病时，其子女约有50%～60%患病。

（5）其他因素：如缺乏微量元素锌、铁、叶酸、维生素 B_{12} 等，可降低免疫功能，增加复发性口腔溃疡发病的可能性。

针对以上发病原因，预防口疮措施为：

（1）进行心理调节，应善于自解烦恼，宽容自慰，与人和睦共处，生活乐观。

（2）消化不良者，应限食或少量多餐进易消化、富含维生素的食品，不可偏食，多吃蔬菜水果，注意营养搭配。

（3）注意保持口腔卫生。早晚刷牙，饭后漱口。已有溃疡者，应用薄荷含片或1/5000的呋喃西林液漱口。

（4）局部用药。当口腔溃疡发生时，局部可用洗必泰漱口液，或复方硼砂漱口液等含漱，每日3～5次，每次10毫升，含5～10分钟后吐弃。再用口腔溃疡消炎薄膜，剪成溃疡面大小，贴于溃疡上，待其自然化解。

在发病较重情况下可考虑全身治疗：

（1）在溃疡发作时，补充维生素 B_1、维生素 B_2、维生素 B_6 及维生素C，可提高机体的自愈能力。

（2）抗生素类药。当溃疡有继发感染时，可适当服用抗生素类药。

（3）调整免疫功能的药。在溃疡数目多，不断复发时，可考虑使用。如用肾上腺皮质激素，一般中小剂量，短疗程。也可在医师指导下辨证施治服用中药，提高免疫功能后可以减少复发。

抗生素能预防疾病吗

由于抗生素对细菌感染引起的疾病有特效，使其不仅在临床上广泛应用，不少家庭也备有一些抗生素，用来治疗和预防感冒等常见病。

抗生素究竟有没有预防疾病的作用呢？要搞清楚这个间题，首先必须了解抗生素的作用机制。

抗生素一般是通过破坏细菌的细胞壁、细胞膜，或者通过干扰细菌蛋白质的合成来达到杀灭细菌的目的，并不能提高人体抵抗细菌的能力。也就是说，体内有细菌大量繁殖时，抗生素才有用武之地；体内没有细菌时，抗生素并不能贮存起来等细菌进入体内后再发挥作用，而是很快就排出体外了。所以，提前用药（间隔的时间较长）并没有什么作用。

而且，抗生素的种类很多。每一种抗生素都只能对特定的某一种类的细菌发挥作用，而不是对所有的细菌都有效。因此，如果不了解抗生素的抗菌谱，盲目地用药，不但不能杀死细菌，反而会产生一些不利的影响：

（1）使细菌产生抗药性。前面已经讲过，细菌的适应性很强，接触抗生素后很容易产生抗药性。而且，这种抗药性可以在细菌之间传播，使许多细菌都得到抗药性，失去有效的杀菌措施，可能导致传染病的流行。

（2）对人体产生毒副作用。抗生素不仅有杀菌的作用，对人体也有一定的毒副作用。如，刺激胃肠黏膜，损害肝脏、肾脏的功能，抑制骨髓的造血功能，破坏听神经等等。

所以，一般情况下不要随便乱用抗生素。如果已经接触了细菌或带菌的人，自己很有可能被感染，应该在得到医生的指导后再用药。

传染病是怎样传播的

传染病是由病原菌引起的。那么，病原菌是怎么样进入人体呢？它可以通过下面几种途径：

（1）呼吸道传播。病人和带菌者的呼吸道里有病原菌，咳嗽、打喷嚏时，以及高声说话溅出飞沫时，都可以把病菌排到空气中，别人吸入带菌的空气就可能得病。如流感、麻疹、腮腺炎等就是通过呼吸道传播的。

（2）消化道传播。病原菌从粪便排出体外后，可污染水源、食物、生活用具等，并通过这些东西传入健康人的消化道中，使之生病。如肝炎、脊髓灰质炎、痢疾等就是通过消化道传播的，

（3）接触传播。病原菌通过皮肤的相互接触，从病人或带菌者身上传播到健康人身上，并引起疾病。如麻风、梅毒、头癣、脚癣等就是通过接触传播的。

（4）通过昆虫传播。蚊子通过叮人吸血可以传播疟疾、乙型脑炎等；虱子通过咬人可以传播斑疹伤寒等。

（5）病菌还可以通过胎盘，由母体传给子体。

蚊子是怎样传播疾病的

夏天的夜晚，蚊子常常咬人吸血，扰乱人们的睡眠。蚊子的危害性并不仅限于此，它还可以通过咬人来传播疾病，疟疾、流行性乙型脑炎等都是通过蚊子传播的。

蚊子是怎样传播疾病的呢？

蚊子在平时也可以吸植物的汁液维持生存，但雌蚊在卵巢发育时期则必须吸血。所以，吸血的都是雌蚊。它有又尖又细的嘴，很像一根空心针，特别利于吸血。在咬人吸血时，蚊子先把自己的唾液注入人的皮肤，使其中的血液不凝固，便于它吸食。如果它吸了病人的血液，它的唾液中就会含有病原体，再吸健康人的血液时就把病原体排到健康人体内。这样，在病人和健康人之间，蚊子就完成了传播疾病的媒介作用。它传播的最常见的疾病是疟疾，是一种对人类危害相当严重的疾病，可以伤及内脏和大脑。

与雄蚊相比，雌蚊的寿命较长，平均可存活 1 ~ 2 个月，有的长达数月甚至可以越冬。它们适宜在阴暗潮湿处滋生，我们在日常生活中应注意清

除其滋生地，消灭蚊子这种传播疾病的媒介，切断疾病的传播途径。

为什么被苍蝇叮过的食物不能吃

据科学研究发现，一只家蝇的身体表面能沾附1700多万个细菌，其肚子里面的细菌就更多了。它在叮咬食物时，可以把身体表面的细菌撒落在食物上面，也可以把肚子里的细菌排在食物表面，因为它的习性是边吃边排泄。如果我们不讲卫生，吃了被苍蝇污染的食物，就会生病。苍蝇通过这种方式传播的疾病有霍乱伤寒、痢疾、脊髓灰质炎、结核病、肺炎等等，它还可以通过直接叮咬人传播一些皮肤疾病和眼睛的疾病等。

尤其是在夏季，许多苍蝇都带有痢疾杆菌，而且痢疾杆菌可以在苍蝇体内存活4～5天。它们携带着痢疾杆菌到处撒播，使许多人感染上痢疾。

所以，我们要养成良好的习惯。不直接吃没经过加热处理的剩饭菜，不吃不卫生的生冷食品，以防疾病的发生。

什么是带菌者

凡是身体里带有致病性细菌而自己又没有发病的人，就叫做带菌者。

由于带菌者自身不发病，这一特点有很大的麻痹性，更容易造成病菌扩散，是很多传染病的传播根源。

带菌者有2种情况：①病后带菌者，以为自己的病已经好了，没有进行彻底的治疗和隔离，致使体内仍然存留一些病菌，并不断向体外排菌；②健康带菌者，因为身体具有一定的抵抗能力，病菌进入身体后没有发病，但病菌在体内可以进行一定程度的繁殖，并不断排出体外，污染环境。

为了预防传染病，病后的带菌者要进行彻底的治疗和隔离，不要只图自己方便，而不顾周围人群的健康。健康人也要定期检查身体，以及时发现健康带菌者，并对其进行适当的治疗和隔离。

为什么要打预防针

在我们生活的环境中有许多细菌、病毒等微生物，可以引起许多疾病。那么，怎样预防这些疾病的发生呢？

打预防针在诸多预防方法中是最有效的一种。

预防针里面有什么东西呢？简单地说，预防针就是把引起疾病的细菌、病毒，经过减毒或者灭毒处理以后制成的针剂。这种针剂注射到人体后不会引起疾病（因为已经做了灭毒或减毒处理），但可以调动起体内的免疫细胞，使之处于警戒状态。

一旦有相应的细菌或者病毒进入身体，这些免疫细胞就马上行动起来，把它们消灭掉。这样，尽管你沾染上了细菌也不会生病了。

如果不打预防针，免疫细胞的行动就慢了许多。在它们还没有来得及消灭细菌之前，细菌就已经引起疾病了。所以，打预防针是预防疾病的有效方法，不要因为怕痛、怕麻烦而拒绝打预防针。

可以引起疾病的细菌、病毒的种类很多，不能它们统统放在一起制成预防针，而是要分门别类地做。所以，预防针的种类也很多，并不是打一次就万事大吉了。要按照卫生部门的要求，按时打预防针，保证身体的健康。

游泳能传播疾病吗

游泳，是一种很好的运动方式。经常游泳既可锻炼出健康的身体，也可以磨炼出坚强的意志。所以，游泳广泛受到人们的欢迎。

由于游泳时所处的特殊环境，安全问题和游泳技术、技巧深受人们重视。相比之下，对于传播疾病的问题并没有引起足够的重视。在游泳时大家共同接触游泳池中的水，水就成了传播疾病的媒介，带菌者身上的细菌通过水可以传到正常人身上。许多人在游泳前和游泳后不采取任何卫生防范措施，以至于沾染上病菌，危害健康。

那么，游泳时应采取哪些卫生措施呢？

(1) 请医生检查身体，了解自己的健康状况。在患有红眼病、传染性皮肤病时，不要去游泳，以免把病源菌带到游泳池中，传染给他人。另外，在患有心脏病、肝病、肾病时也不宜游泳，因为在游泳的时候消耗的体力比平时要多8倍以上，容易发生危险。

(2) 由于游泳池中的水可以作为媒介传播一些疾病，所以皮肤有破损者最好不要游泳，因为细菌可以通过皮肤破损处直接进入身体。

(3) 游泳后要用干净水冲洗全身，有条件的最好淋浴，把可能存在的病菌冲洗掉，以免传染疾病。眼部可使用具有抗菌消炎作用的眼药水，预防眼部发生感染。

旅行卫生保健

盛夏露宿的问题

在盛夏时节出门旅游，有的同学嫌旅店太脏太贵，或是想使旅游生活更为浪漫些，就图一时痛快，在晴朗夜晚到野地里露宿。实践证明，这样做既易发生危险，又对身体非常有害。

人入睡后，大脑皮层处于抑制状态，人体的新陈代谢缓慢，各种防御机能减低，特别是人体的体温调节能力明显降低。同时，体表毛孔扩张，许多热量被散发；加之后半夜气温下降及露水侵袭导致身体抵抗力下降，故使人体因受凉而感冒、腹泻、浑身乏力。

如果旅游中不得不露宿时，则应注意以下几点：

(1) 不要光着身子，有条件者最好能穿上睡衣。

(2) 准备一条被单，后半夜盖在身上，以防受凉。

旅游时多喝水行吗

如果在平时，多喝一些开水，能促进体内的新陈代谢，有益于人的身体健康。但旅游时却不宜过多饮水。

旅游时大多数人感到口渴，其实那一般是由于口腔黏膜过干而造成的一种“假渴”现象。这时候，千万不要多喝水。因为如果旅游时喝的水太多，会使胃里的水过满，导致肺活量减少而造成呼吸困难，影响健康。所以旅游时应该有节制地科学饮水，最好在早晚时就把水喝够。在第一次途中休息时不要喝水，用水漱漱口，湿润一下口腔就可以了。到中午休息20分钟内不要喝水，先漱漱口，再慢慢地喝几口，不要超过500毫升。到达旅程终点后，晚餐可以痛痛快快地多喝一些水。如果是在炎热的夏天要在早餐时吃上一点带盐的食物，再喝上一点又可上路了。

另外，旅途时如果口渴了，可用舌尖顶着口腔上颚叩门齿，自然就会有唾液分泌出，能浸润口腔，消除“假渴”。如果这样还是觉得口渴，就含颗话梅或几片茶叶，边玩边嚼，渴意即可消失。当然，不宜多喝水不等于不能喝水，实在渴不能当，还是喝点水为妙。

晕船的预防

据有关数字表明，不经常乘船的人一般有80%的人会发生晕船，中小学生假期乘船旅游，一样有很多人会发生晕船现象。晕船并不可怕，它不是什么疾病，经过3～5天便可适应了，一般来说，不会产生什么后遗症。但晕船会影响旅游的快乐，还会影响旅游日程的安排，所以，必须认真预防。

预防晕船主要应在平常加强身体平衡锻炼，荡秋千、冲浪板或做旋转运动，或先在海上短期航行几次。乘船之前，不要空腹，也不要进食过饱过多。有晕车、晕船习惯的人应安排在颠簸较轻或比较舒适的位置，在船行进中眼睛向前方看；眼前闪光和阳光明亮时，可戴深色眼镜。要保持通风，并消除各种不良气味。多与别人聊天，谈一些与己无关但却很开心的事，如足球、演唱会等，分散注意力。也可按照医嘱服用晕海宁进行药物预防。

旅行慎防溺水

很多中小学生在盛夏时节出门旅游时，喜欢去游泳。但由于对旅游地的水域情况不了解，溺水事故发生不少。因此，旅游时一定要注意：

（1）尽量不去游泳。游玩一天后已经很累，再去游泳容易引起抽筋等现象。当地水流急缓与水域深浅情况不熟悉，也极容易发生意外情况。

（2）下水前一定不能忽视准备活动。在异地他乡，切忌逞能，并且最好带上游泳圈和救生衣。

（3）在坐船旅游和湖上泛舟时一定要注意安全，不要掉入水中，更不该私自跃入水中游泳。

冬季旅游怎样保健

冬季不是旅游的黄金季节，但却别有风情，加之放寒假有时间，因此很多中小学生出门旅游。由于冬季比较寒冷，除身上一定要穿暖之外，还应注意，一定要护理好头部和脚部。

俗话说，“寒从脚下起”。因为脚离心脏比较远，血液供应较少，加之脚的脂肪较薄，因此保暖性较差，极易受到外界的冷空气影响，着寒受凉，引起疾病。冬季旅游，脚上一定要穿暖和，晚上回到房间后一定要用热水泡洗双脚，以达到驱寒祛病的目的。

还有一句话，叫做“热从头上散”，是因为人除头部外的其余部位均有衣物遮盖，散热较少，而头部血管丰富，血流量较大，向外散发的热量较多。冬季室外旅游，最容易受冻的就是头部，尤其是脸、鼻子、耳朵和嘴唇。因此，为了减少疾病的发生，要注意多保暖，最好戴上毛料围巾和棉帽，在户外逗留的时间也不宜过长。

大海游泳防海蛇

到大海边去旅游是一件很惬意的事。在那里，主要内容便是游泳。在海里游泳，要特别注意海蛇。海蛇的毒性比眼镜蛇的蛇毒还要大50倍，并且，所有海蛇全是毒蛇。

海蛇一般不会主动向游人袭击，只有在它自身感到危险时才伤人。如游泳时不小心用手触到了它或在沙滩上、浅水里散步时踩在了它的身上，它就会咬伤你。咬伤的局部症状往往很不明显，被咬时好像刺扎了一下。咬伤后，局部不红不肿，也无疼痛、出血，牙痕也很不明显。待等过了30分钟至1个小时之后，才开始出现下列症状：牙关紧闭，说话、张口、吞咽逐渐困难，眼睑肿胀、下垂，眼睛紧闭、昏睡，肌肉无力，行动困难，四肢、躯干甚至颈部瘫痪，脉搏微弱而节律不齐。3个小时之后，出现血尿，面色青紫，皮肤湿冷，呼吸衰竭，意识丧失以至死亡。危险期在12～24小时内，有的在8小时内即可死亡。若能坚持到1天，被救活的可能性大大增加。据统计，海蛇咬伤的死亡率为20%。

海蛇咬伤后应立即进行急救。方法与被陆地上毒蛇咬伤基本相同。迅速在伤口向心端上方扎止血带，防止毒素向全身扩散。如带了抗蛇毒素及抗毒血清，应尽早使用，效果比较好。为防止伤口感染，可用抗生素。如果有帮手，还应长时间地进行人工呼吸，因为呼吸麻痹是海蛇咬伤死亡的主要原因。

在简单、迅速的紧急救治后，火速到就近医院抢救。

旅游住旅馆怎样注意卫生保健

一般来说，出门远游除投宿亲人或同学朋友处，就得到旅馆住宿。当然，旅馆因为价格不一样，档次不一样，卫生保障和各种设施也会不一样。据有关部门考察，中、小旅馆的卫生条件较差，许多根本不符合卫生要求。中小学生自己不挣钱而花父母的钱，因此住低档旅馆的较多，因此，除了要注意安全之外，还须注意卫生。

（1）要求服务员换上清洗过的干净被褥，让服务员当着你的面换。因为若许多人同睡一床被褥，极易传染各种疾病。

（2）打开窗户进行室内通风。有些旅馆由于旅客少，久未开窗，室内已有霉味，极易滋生各种病毒。

（3）尽量使用一次性物品。现在市面上已有一欢性裤头、一次性拖鞋出售，中小学生既可节省洗衣时间，更重要的是卫生、便捷。

（4）切勿光着身子睡觉。必须穿上内衣、内裤，而且还要勤洗、勤换，最好用药皂进行洗涤。

（5）坚持每天洗、漱。洗澡、洗脸、洗手用药皂；漱口刷牙则用药物牙膏。

当然，如能在卫生条件较好的旅馆住宿，就有了较好的卫生保障。但是，即使住宿的是最好的旅馆，也绝不能放松警惕，一定要注意卫生，防止疾病发生。

交通工具上的卫生

中小学生乘车船或者坐飞机出门旅游时，不要只顾一时的心情激动而忘记了各种卫生问题，否则会“出师不利”，悻悻而归。

我们知道，车、船、飞机作为现代化的交通工具是大家共用的，因此这些交通工具附带有大量的病菌和毒菌，虽然服务员搞了卫生，也难以彻底消灭，因此不能随便乱坐和到处乱摸，时时注意洗手。尤其是在饮食之前，务必将手洗净。其次，不能随便购买食品和饮料。飞机上的食品和饮料都是专供的，有卫生保证，但汽车火车轮船则不然，一些个体小摊贩常以“当地特色食品”之名，上车上船进行推销，并许以较低价格，不可贪图便宜购来食用，因为那些食品、饮料可能是过期、变质或未经消毒的假冒伪劣食品，人吃了会引起疾病。不要使用其他旅客的物品，也不要轻易食用他人的食品。

旅游时怎样注意饮食卫生

无论到哪里旅游，“吃喝”总是不可免去的。一些中小学生旅游时不注意饮食卫生，导致发生疾病，使本来很愉快的旅游变得痛苦万分。因此，务必要注意：

（1）千万不要暴饮暴食。不管是多么好吃的食品，也一定要注意节制，否则会使胃部处于疲劳状态，容易患各种疾病。

（2）不要喝生水。生水中有非常多的细菌，人喝进去会拉肚子。一些摊贩的“矿泉水”也是盛装的生水，不要上当。

(3) 不要吃不干净的水果。一些同学买了苹果、桃等水果后，或者是不洗，或者是随便冲洗后带皮吃下。水果表皮有可能残留有农药，不削皮吃下，轻则引起恶心、呕吐、腹泻、过敏等症状，重则会损伤肠胃，危害人体健康。

(4) 不要乱吃小摊上的食品。随着旅游业的发展，路旁各种“特色”饭摊越来越多了，但大多不合卫生要求，一定要注意。

(5) 在饭店吃饭时，选择那些卫生条件较好，有消毒器具和一次性碗筷的饭店吃饭。千万不能图便宜到苍蝇、蚊子满天飞的小饭馆吃饭，那种地方极容易传染疾病。

为了饮食卫生，可多买些正规商店出售的饮料和熟食品。

旅游时怎样预防中暑

中暑一般有3个原因：①长时间身处高温环境中，身体散热困难，热量积蓄体内，体温调节发生障碍，使人发高烧，同时出现头晕、胸闷、口渴、心闷等症状，这叫做“热射病”；②由于出汗过多引起中暑，因为每100毫升的汗水里含有大约0.2～0.5克的盐，大量出汗会使身体丢失许多盐，失盐多，肌肉就会酸痛，甚至发生痉挛，这叫做“热痉挛”；③由于阳光猛烈，而且直接照射头部，使脑充血、水肿、出血，引起头痛、头晕、耳鸣、眼花，严重的可以昏迷、抽风，这叫做“日射病”。

中小学生夏天到南方旅游，或是暑假里去游览山地需要奋力攀登，如果不注意预防，就很容易中暑。

为了预防中暑，旅游时要戴上太阳帽或打伞，以防强烈阳光照晒，并注意定时休息及保证水的供给，出汗过多时要多喝些糖盐水、果汁或稍加点盐的矿泉水，用以保证身体水电解质平衡。

一旦稍有中暑征兆，就尽快到荫凉处休息，用毛巾敷在头上，喝一些十滴水或霍香正气水，或者服点仁丹，喝几口盐水。

当然，如果是很严重的中暑，则只能火速到医院抢救，不可延误时间。

始终要注意的就是降温。

野蘑菇美丽却有毒

蘑菇味道鲜美，众人皆知。但一些中小学生在野地里旅游时，片面追求它的“野”味，专门捡一些人没有吃过的种类食用，这就极容易误食毒蘑菇，导致中毒。一般说来，野地里的蘑菇色彩越是鲜艳，其有毒的可能性也就越大。出门旅游以安全、健康为第一要素，能识别有无毒性的蘑菇，均不要胡乱食用，以免中毒。

误食了不同种类的毒蘑菇，中毒症状也表现不一。有的恶心呕吐、腹痛腹泻、流涎流泪、呼吸困难、瞳孔缩小、躁动、昏迷、抽搐；有的肝脏中毒，导致中毒性肝炎、肝区疼痛、黄疸症状；有的神经错乱、胡言乱语；有的引起急性溶血性贫血，并可因继发尿毒症症而死亡。

如果出现中毒症状，必须立即去医院就诊，不要延误。病情较重的，需要住院抢救治疗；较轻的，一般经过催吐、洗胃和多次排大便后，进行适当休息治疗，慢慢就会好转。

如何分清食物中毒的种类

由于旅游中不注意饮食卫生，从而发生食物中毒的现象很多。要想预防和救治食物中毒，首先必须学会分清它的种类。

由于致病原因不同，大致可分为 3 类：

（1）化学性食物中毒：由于菜农或厨子麻痹大意，使鼠药等有毒化学物质混入粮食或蔬菜，或食用农药拌过的粮食，因此而引起的食物中毒。这类中毒多发生在农村的小饭店。

（2）有毒食物中毒：又可分为 2 类情况，①误食有毒的动植物，如吃了河豚鱼、毒蘑菇、蓖麻子和苍耳子等引起的食物中毒；②由于加工、烹调方法不当，没有把生食物中含有的有毒成分除去，如发芽土豆、扁豆，或使其产生了有毒物质，如用铁锅煮山里红。这类情况多发生在集体旅游的野营野炊当中。

(3) 细菌性食物中毒：这种食物中毒最为常见。由于细菌污染了食物，并在食物里大量繁殖，有的还产生毒素。人吃了含有大量细菌或细菌毒素的食物发生的中毒，叫细菌性食物中毒。

无论是哪种食物中毒，在旅游中发生食物中毒，都要注意，无论在什么地方，都是非常危险的，因而应当特别引起注意。

果仁、土豆要小心吃

有些同学特别爱生吃果仁，在旅游期间也不例外。但是，有些果仁是不能生吃的，否则就会引起食物中毒。

桃仁、梅仁、李子仁、樱桃仁、枇把仁等，尤其是苦杏仁，含有一种叫氰苷的物质，生吃时，氰苷会被口水水解，放出剧毒物质氰氢酸，被人体吸收后，能与组织细胞含铁吸收酶结合，使组织细胞无法利用氧气，人就会出现缺氧症状。

中毒轻的，会有头晕、头痛、无力、恶心等症状，一般过 4 ~6 个小时就会好转；中毒重者，则会有神志不清、腹痛、腹泻、呕吐等症状；更为严重的，还会因呼吸困难以至呼吸中枢麻痹而死亡。因此，上述果仁不能生吃。尤其是苦杏仁，其毒性较大，如果要吃，必须先用高温加热再食用。

一些同学爱吃土豆，无论到哪里旅游，一进饭店就点这道菜。但须注意，土豆里含有一种叫龙葵素的毒素，由于含量极少，一般情况下不会使人中毒。如果土豆发芽、变绿或者已溃烂，龙葵素含量就会明显增多，而且比较集中地分布在发芽、变绿和溃烂的部位。据测定，每 100 克土豆嫩芽里的龙葵素含量高达 500 毫克，比好的土豆里的含量高 50 ~60 倍。

龙葵素能刺激胃黏膜，吸收入血液后有溶解血球和麻痹运动呼吸中枢的作用，中毒以后出现恶心、呕吐、腹泻，严重的还会有头晕和嗓子发干、抽风等状。

为防止土豆中毒，吃之前应该先把芽、芽眼发绿、溃烂的部分削去或挖去；龙葵素易溶于水，将土豆削皮、挖芽、切好，放在水中浸泡 2 小时可以使土豆中的龙葵素含量大大减少。龙葵素又是弱碱性生物碱，遇醋酸易分解成糖根和糖类，做菜式放点醋，不但味道鲜美，而且还有解毒作用。彻底煮熟煮透，也能解除毒性。

由于旅游途中对小饭店的卫生情况和煮食方法不了解，因此最好不吃土豆；要吃的话，就吃醋溜土豆以免中毒。

如果不小心食用了发芽、变绿或溃烂的土豆中毒，应立即进行急救：

（1）中毒较轻的，可多饮糖茶水、淡盐水和绿豆汤冲淡毒素。

（2）中毒较重的，则应立即催吐。然后用浓茶水 300～500 毫升洗胃，反复多次，尽量将胃内尚未吸收的毒素排出。洗胃之后，还可口服硫酸镁 20～25 克用以导泻。

（3）适当饮用食醋。

（4）如果同伴中毒发生昏迷，可用针刺其人中，或刺涌泉穴；呼吸衰竭时，应进行人工呼吸。同时立即就近送医院抢救。

小心扁豆中毒

如果是秋季旅游，千万别在饭店吃扁豆。这是因为扁豆本身含有一种毒蛋白，叫做凝集素，还有的扁豆在豆荚里含有溶血素。尤其是在秋天，扁豆老了，含毒素更多，因而一般扁豆中毒都发生在秋天。由于饭店里生意较好时，为了赶时间，不见得会将扁豆煮得很熟，所以极容易吃后中毒。扁豆中毒的主要症状是恶心、呕吐、肚子痛，有时还有头痛、头晕。

目前，对扁豆中毒还没有特效药救治。中毒轻，则无需救治；中毒重，则尽可能送医院抢救，但脱险希望较小。因此，要特别警惕，秋季旅游时最好不吃扁豆，更不要吃饭店里的凉拌扁豆。

吃荔枝有可能中毒吗

到南方旅游的中小学生，喜欢大量地吃鲜荔枝，认为这种水果味美肉鲜，营养价值高，多吃点没关系。实际上，如果连续大量食用鲜荔枝，可导致突然发作性低血糖症，出现头昏、腹痛、轻泻等症状，面色苍白，体软乏力，严重时还会突然昏迷。因此，尤其是北方的中小学生，在荔枝生产旺季到南方旅游时，切勿过量食用荔枝，以防中毒。

一旦发现有中毒症状，可大量饮用糖水，或荔枝皮加适量水煎服，日服量及次数不限，只要舒服即可。

剧毒河豚鱼

到江海湖泊旅游的同学们，当然希望能吃到稀罕的海鲜、河鲜品。但要注意，河豚鱼却不能食用。

河豚鱼的毒性极强，鱼的肝、卵、肠、血里均含有毒素。如果误吃了河豚鱼，其毒素进入人的肠胃将引起腹痛、恶心、呕吐，还能麻痹中枢神经。中毒轻的，感觉麻木；严重者便麻痹，甚至全身瘫痪，血压和体温下降，言语不清，呼吸困难，全身皮肤青紫，如不及时抢救，可因呼吸麻痹而死亡。

河豚鱼是一种生活在江河入海口附近的鱼类，它游到内河来产卵，然后又回到海里生活。这种鱼没有鳞，背上有黄褐色或灰黑色的花纹，嘴都非常小，却有一个白色的大肚子，故又名气泡鱼。这种鱼的血液及内脏有巨毒，牲畜食后也会中毒而死亡。

因此，到江海湖泊旅游的中小学生，千万别吃河豚鱼，以免中毒。

到海边吃螃蟹要注意什么

到海边旅游，螃蟹是较理想的食物之一，但若不注意，极易引起食物中毒。

螃蟹最喜欢吃动物尸体，所以它们的肠胃里含有大量的腐生物质，吃的时候一定要注意。

死蟹会使人中毒。当螃蟹垂死或已死时，蟹体内的组氨酸会分解产生组胺。组胺为一种有毒的物质，随着死亡时间的延长，蟹体积累的组胺越来越多，毒气越来越大，即使蟹煮熟了，这种毒素也不易被破坏。因此，千万不要吃死蟹。

要买到新鲜的蟹，选蟹时要做到“五看”：一看颜色；二看个体；三看肚脐；四看蟹毛；五看动作。蟹的颜色要青背白肚、金爪黄毛；个体要大而老健；肚脐要向外凸出；蟹脚上要蟹毛丛生；动作要敏捷活跃。符合这五条的才好买。

蒸煮螃蟹最安全。螃蟹生长在江河湖泊里，又喜食小生物、水草及腐烂动物，蟹的体表、鳃部和胃肠道均沾满了细菌、病毒等致病微生物。如果是生吃、腌吃或醉吃螃蟹，可能会被感染一种名为肺吸虫病的慢性寄生虫病。

研究发现，活蟹体内的肺吸虫幼虫囊蚴感染率和感染度是很高的，肺吸虫寄生在肺里，刺激或破坏肺组织，能引起咳嗽，甚至咯血；如果侵入脑部，则会引起瘫痪。据专家考察，把螃蟹稍加热后就吃，肺吸虫感染率为20%；吃腌蟹和醉蟹，肺吸虫感染率高达55%；而生吃蟹，肺吸虫感染率高达71%。肺吸虫囊蚴的抵抗力很强，一般要在55℃的水中泡30分钟或20%盐水中腌48小时才能杀死。生吃螃蟹，还可能会被副溶血性弧菌感染，副溶血性弧菌大量侵入人体会发生感染性中毒，表现出肠道发炎、水肿及充血等症状。

所以，吃蒸煮熟的螃蟹是最卫生安全的。蒸煮螃蟹时要注意，在水沸后至少还要再煮20分钟，煮熟煮透才可能把蟹肉的病菌杀死。有一点也是很重要的，吃时必须除尽蟹鳃、蟹心、蟹胃、蟹肠四样物质，这四样东西含有细菌、病毒、污泥等。

能不能吃蟹，还得看人。螃蟹性寒，脾胃虚寒者也应尽量少吃，以免引起腹痛、腹泻，吃时可蘸姜末醋汁，以去其寒气。

另外，患有伤风、发热、胃病、腹泻者不宜吃螃蟹，否则会加剧病情；患者有高血压、冠心病、动脉硬化者，尽量少吃蟹黄，以免胆固醇增高。另外，螃蟹不宜与茶水和柿子同食，因为茶水和柿子里的鞣酸跟螃蟹的蛋白质相遇后，会凝固成不易消化的块状物，使人出现腹痛、呕吐等症状，也就是常说的“胃柿团症”。孕妇也不能吃螃蟹，螃蟹可活血化瘀，可能使胎气不安、动胎，导致流产。

小心肉毒杆菌

肉毒杆菌产生的肉毒毒素，是一种强烈的神经毒素，人吃了这种毒素污染的食品，就可以引起肉毒中毒。

肉毒杆菌生存力极强，既不怕寒冷、干燥，也不怕盐渍，喜欢在缺氧的条件下生长。如果旅游时自带的罐头、腊肉、熏鱼、臭豆腐或其他自制食品消毒不彻底，没有把肉毒杆菌杀死，缺氧的罐头和其他食品里正好是肉毒杆菌繁殖的好环境，吃了这种食物后，短的6个小时，长的8～10天发病，一般则是1～4天发病。严重者可由于呼吸肌麻痹引起呼吸功能衰越而死亡。

由于肉毒杆菌的毒素怕热，加热到80℃，5～6分钟即可破坏，失去毒性。因此，对可疑食品要进行彻底加热，80℃用1小时，100℃用10～20分钟，使毒素受到破坏，然后方可食用。

但因为在旅途中没有加热的条件，所以，为了防止肉毒中毒，要选购新鲜食品，并彻底清洗、消毒。不要买已经凸盖、鼓气的罐头，更不要吃霉烂变质配食品。

细菌性食物中毒

人在旅途，各种卫生条件较差，一不小心，吃了含有大量细菌或细菌毒素的食物，就容易发生细菌性食物中毒。

这种中毒主要表现为急性胃肠炎，起病很急，一般在吃了腐烂变质食品之后1～24小时内发病。病症主要表现为恶心、呕吐、腹痛、腹泻、排水样便或排出脓血、黏液便等。严重者，可因剧烈腹泻、腹痛和脱水、休克、呼吸衰竭等而危及生命。

急救方法如下：

（1）如进食后不久即中毒，如果未呕吐，则赶紧催吐；如果正在呕吐，不必马上止吐；如果胃内食物已经呕空，仍然恶心呕吐不止，可用生姜汁1匙加糖冲服，以止吐，然后用清水洗胃，尽快清除毒物。

（2）中毒后如还能饮水，则应多喝茶水、淡盐水和食盐汽水，补充丢失的水分和盐分。

（3）中毒早期，如吐、泻严重，应禁食8～12小时；病情好转可吃易消化的半流质食品，如面条、稀粥、米汤等。病情好转之后的3～5天内不能吃油腻的食物。

（4）如果很严重，则必须到当地医院进行抢救。

总的说来，旅游中要特别注意饮食卫生，坚决不吃变质、腐烂的食品，以免造成不必要的损失，危害身心健康。

和家人一起准备行李箱

旅行箱包是旅行过程里的百宝箱和“老黄牛”，需要认真选择。除了轮子要耐磨、底座要坚固外，行李箱的硬壳材质也能保护内容物不受挤压与撞击。但硬壳行李箱的缺点是内装容量固定，想要多塞点东西都不行。

为了适应人们的需求，现在市面上行李箱的款式也越来越多。

正面是软质，其他凹装空间为硬壳的设计，方便使用者可以多一些使用空间，多塞一些随身物件。

为了拖运方便，旅行箱的轮子材质多半与直排轮鞋的鞋轮材质相同，同样具备了“耐磨、好滑（拖行顺畅）”的特质。

旅行包由于要随身携带，设计上要比旅行箱更人性化。除了基本的“防水”功能外，目前也有加宽与S形的背带设计，让背包设计更符合人体力学，背起来更舒服。

而且背带的止滑材质设计，亦能避免当人穿上亮滑材质的衣物时，背包会不停滑落的困扰。

此外，在背包与背部接触的地方加入软垫，以防止背包里的东西直接撞击背部，整体设计能分散背包重量，减轻你的负担。

准备行李时，①要根据你要去地方的天气状况准备好衣物。如果是海南，就不要忘了带上些薄衣物；要是去东北，最好带上厚的羽绒服。当然，替换的衣物可根据你去的天数来定。要是带小儿童去，一定要多为他准备一些替换的衣物。②像预防感冒、闹肚子、蚊叮虫咬的药也是必备的，有心脏病、哮喘等疾病者还要带上你自己的常用药。③整理好这些以后，你还要考虑一些零碎的东西，比如餐巾纸、擦手巾、手纸等；爱好摄影的朋友当然要带上相机，不过带足胶卷也是必要的，因此有些旅游区的胶卷可要贵好多哦！身份证、小儿童的户口本等必备的证件以及纸笔等小物件也不要忘记，万一有什么用途你不会抓瞎。④最重要的：钱要放好。

如果是一般的旅行包，最好将衣物等不常用的东西放在下层，而依次将药品、纸巾、证件等放在上层。当然，如果你要是有一个双肩背的登山包就更好了。一般的登山包都有好几个口袋可以分别放置这些东西，比如包的下层放置衣物和不常用的杂物，上层放置相机包等，包的顶盖放置药品、纸巾等物，包的两个侧袋分别放置证件等物，再加上为专业登山运动员准备的小药品、洗漱用品包等，很多东西都可以分门别类地放置，这样你就不会因为东西多而乱作一团。无论去哪里，旅行袋都要最重要的旅行装具。旅行袋分为提式和背式两种。提式可以使肩膀放松，得到休息；背式可以解放双手，利于行动。在这里建议选择背式的。目前市面上出售的旅行袋大多用高密度尼龙作为用料，有一定的防水性能。

青春期卫生保健

中小学生生长发育的特点

儿童少年的生长发育过程是从不明显的细小量变到突然质变的复杂、连续的过程。但这个连续的生长发育过程有阶段性，每一个发育阶段都有自己的特点。

根据这些特点和生活习惯的不同，可将儿童少年的生长发育过程分为婴儿期（出生到1岁）、幼儿前期（1～3岁）、幼儿期（3～6岁）、童年期（6～10岁）、青春期（约10～18岁）和青年期（约18～25岁）。中小学阶段正处于生长发育过程中的童年期和青春发育期。

儿童在生长发育过程中，不仅身高、体重增加，而且各器官在分化，机能在逐步完善，其量变和质变常同时进行。小学初级阶段是儿童智力发育的高峰阶段，并且这一时期其骨骼柔软，骨盆、脊柱尚未完全定型，故可塑性很强，但其消化器官尚娇嫩，应注意合理饮食。直到进入青春初期，其身高、体重、肩宽、骨盆形态均快速发育，女孩皮下脂肪逐渐增多显得丰满，男孩肌肉加速发育显得茁壮，性器官、性机能逐渐成长，第二性征出现。同时，智力发育在不断变化完善，此阶段对营养的需求很大。

青春期嗓音的变化

变声是少年儿童进入青春期的必经过程。男同学到了青春期，如果还故意尖声尖气地说话，就会被人嗤笑“娘娘腔”。女孩若是粗声大气，就可能被称为“男人婆”。儿童青少年到13岁左右即进入变声期，嗓音开始变化，男孩较为明显，由细高的童音变成粗而低沉的、浑厚的成年男声。女孩声音变化则不明显。

声音是由喉中的两片声带受到气流的冲击振动而发出来的。由于声带的长短、厚度、紧张度、声带间的距离以及呼出气量的大小不同，可发出高、中、低等不同的音调，再经口、鼻腔的共鸣扩大音量，舌、唇、齿、腭等器官加工，便形成抑扬顿挫的语音和歌声。

儿童的声带很短，进入变声期，声带除增长变厚外，还会发生充血、肿胀等现象，表现出声音嘶哑、音域变窄。变声期一般为半年至1年，由于变声期中喉头不断增长发育，喉部软骨和肌肉处于不稳定的易变状态，如果不注意保护嗓子，一则可引起变声不全，成年后成为怪腔或声音嘶哑；二则可导致局部严重充血水肿，甚至形成慢性炎症，影响声带的正常发育。青少年要做好青春期嗓子的保健工作，具体措施如下：

（1）注意日常生活卫生。做好防寒保暖工作，加强体育锻炼，增强机体抗病能力，预防并及时治疗感冒、咽喉炎、气管炎等呼吸道疾病，以防加重声带充血、肿胀。

（2）注意饮食卫生。应该多吃富含蛋白质、维生素的新鲜蔬菜、水果、豆制品、鱼、蛋、肉类等食物，不宜吃辛辣刺激性食物，不吸烟、不喝酒，不吃过冷过热食物，避免咽喉遭受不良刺激。

（3）注意口腔及用嗓卫生。养成早晚刷牙的习惯，不宜大声说话或放声高歌，更不要在空气污浊或寒冷的场所演讲或唱歌；经期由于声带充血水肿，不要过度用嗓，以免损伤声带。

（4）注意嗓子的保健。常用麦冬、胖大海等沏水温润嗓子。

怎样才能长得更高

1994年2月17日，中国医学科学院推出了“中国标准人”的标准身高和体重为：男性身高为1.7米，体重62千克；女性身高为1.6米，体重52

千克。上述数字不超过正负10%，均为正常。超过标准身高30%的才称高个子，低于30%的称矮个子。

大家都知道，儿童的个子高矮与父母的遗传因素有关。那么是否父母都很矮，子女个子就一定长不高呢？答案是否定的。有的父母双方个子都很高，子女长得却很矮；而有的父母双方都很矮，子女的个子却长得很高，这又是为什么呢？原来身高除了受家族遗传因素的影响以外，还受后天营养及体育锻炼等因素影响。那么，中小学生通过什么方式才能使自己的个子长高一些呢？

（1）中小学生在生长发育期间，各类食品要合理搭配，不要挑食、偏食，从蔬菜、水果及肉、蛋、豆制品等食物中摄取各种营养成分，尤其要摄取足够的热量，优质蛋白质，足够的铁、钙，各种维生素及适量的微量元素，促进身体的生长发育。需要注意的是，营养要适量，不能过剩，营养过剩导致肥胖症，中小学生容易早熟，生长发育停止较早，个子就会长不高。

（2）在合理营养的条件下，适量的、正确的、经常的体育锻炼，能增强机体的新陈代谢，促进中小学生的生长发育。

（3）睡眠与身高的增长有密切的关系，因为人进入睡眠以后，脑垂体前叶生长激素的分泌增加，促进了机体的生长发育。因此，中小学生要严格遵守作息时间，保证充足的睡眠，做到劳逸结合。

（4）中小学生一旦患有内分泌疾病、其他慢性疾病、骨骼系统及代谢性疾病等，要积极到医院及时治疗，避免因疾病而导致的巨人症或矮小症。

青春期的生长发育有哪些特点

人身体的生长发育分为婴儿期、幼儿期、童年期、青春期、青年期、成年期和老年期。当你告别了金色的童年，进入中学大门的时候，你不仅对新的学习生活充满好奇，而且感到内心的一种躁动与不安。昔日的毛头小子丫头，一晃长成帅哥靓女。一切好像既熟悉又陌生，既平常又神奇，使你既兴奋又惶恐，既欣喜又羞怯，这就是青春期。青春期是一个从童年到成年的过渡阶段，以生殖器官成熟和第二性征出现为起点。青春期发育标志是女孩月经初潮，男孩出现遗精。世界卫生组织规定：10～20岁为青春发育期。在我国，女孩青春期一般是从十二三岁到十七八岁，男孩约晚2年。受神经、内分泌系统的影响，青春期人体的形态和机能都发生了显著变化。这个时候中小学生身体发育特点主要有3个方面：

（1）身体外形发生变化。表现为身高、体重迅速增长及出现第二性征。从青春期前的年平均增高3～5厘米，猛增为青春期的年平均增高6～10厘米。骨骼的生长是身高增长的标志，主要是下肢增长，其次是脊柱伸长。决定身高的，有先天的遗传因素，但后天的因素也很重要。合理营养、体育锻炼和科学规律的生活作息都有利于中小学生长得更快更高，中小学生要利用后天因素促进自己的生长发育。青春期前体重年平均增加2～4千克，到青春期时年平均增加达5～10千克，这时内脏、骨骼、肌肉和脂肪迅速增长，大大增强了运动机能。正常体型的人，身高与体重的增长是按比例的。这样身体发育才匀称。体重低于或高于标准体重的20%为体型过瘦或过胖。要找出原因，及时纠正。青春期最重要的变化是第二性征出现。性征指男女在身体特征方面的差异。第一性征主要是男女生殖器的差异。进入青春期后，男性长出胡须，喉结突出。

（2）器官机能的成熟。常用以衡量机能发育的指标有心率、脉搏、血压、血细胞数、血红蛋白、握力、拉力、肺活量等。

根据男女青少年青春期机能发育特点，一方面应鼓励积极参加体育锻炼以提高机能发育水平，另一方面也应重视男女间的生理差异，无论在安排锻炼或劳动时，都不应强求一致，应区别对待。还应注意：青春期的机能发育是落后于形态发育的，所以，尽管其躯体已接近成人，但生理极限和劳动、安全负荷都小于成人，过度负重或运动会损伤骨骼、关节、韧带和心血管系统等，因此，必须特别重视青春期的健康保护。

（3）生殖器官发育成熟，性功能逐渐完善。男性睾丸体积增大，产生精子和雄激素，开始出现遗精现象；女性卵巢重量增加，月经初潮。虽然男女有了生殖能力，但身体尚未完全发育成熟，心、脑、肺、肾等重要器官尚未完善，骨骼也未完全钙化，心理还不成熟，中小学生要正确对待这一时期出现的生理现象，处理好男女同学间的关系，正确对待、区别男女友谊和早恋的界限，男女同学保持正常的友谊。

中小学生如何预防长痤疮（青春痘）

痤疮，又叫“粉刺”、“青春痘”，是发生在青春期的慢性皮肤病。其主要病因是青春期性激素分泌增多，促进皮脂腺分泌皮脂增加，黏稠度也增大；如果毛囊阻塞，堆积在毛囊口的皮肤与脱落的皮细胞混合，并积聚起来，在皮肤上形成一个个米粒般的小疙瘩；由于空气的氧化和细菌的侵入，毛囊口周围可发炎，疙瘩的顶端带有黑点，或呈灰白色，挤压后有干酪样物质排出。常发部位为面部、胸部及后背。

痤疮不影响健康，除了化脓感染者，需到医院皮肤科就诊外，一般不需治疗，青春期发育完成后会自行消退。自身预防的方法很简单：①注意皮肤卫生，用温水和无刺激性小香皂洗脸，不用油性化妆品，不用手挤压；②少吃油腻、辛辣食物和甜食（如肥肉、辣椒、葱蒜、油炸甜食等），多吃蔬菜水果，保持大便通畅；③保持心情舒畅和睡眠充足，以调整内分泌功能，减少痤疮的发生。若经常反复发作，可用粉刺霜、痤疮灵等外涂，也可口服硫酸锌片，但要在医生指导下使用。

青春期男同学生理发育有哪些特点

男性的生殖器官由内、外两部分组成。内生殖器官包括睾丸、附睾、输精管、精囊腺、射精管和前列腺；外生殖器有阴囊、阴茎，阴茎的前端膨大叫龟头，有尿道的外口，并覆盖有反折的皮肤，称为包皮。

进入青春期后，在雄性激素作用下，男性生殖器官的发育大大加快。青春期前的睾丸只有花生米大小，输精管系统（附睾、输精管、射精管）的重量也很小。但10岁以后，睾丸开始明显增大，体软，重量是原来的5～6倍。输精管系统也随之快速生长，其长度、曲度增加，管腔增粗，管壁增厚，重量加重。精囊由棒状长成囊状，并分泌精囊液；前列腺也增大，可触及，分泌出前列腺液，二者共同构成精液。外生殖器的生长也很快。阴囊皮肤变松、变薄，颜色由浅白变褐红色，囊腔增大。阴茎明显变粗增长，三四年可达成人大小；松弛状态约长7~10厘米，勃起时可增长1倍。男性的第二性征也同步发育，喉结突起，声音变粗；唇周长出胡须；并有腋毛、阴毛生长；四肢、胸前的汗毛少。到15~16岁，有时从尿道口流出乳白色黏液，这就是遗精，是性机能开始成熟的标志。

遗精每1~2周或1~2个月出现一次，每次2~6毫升，都属正常范围。

青春期的男同学如何搞好卫生保健

青春期的男同学生理上逐步走向成熟，这一阶段是生长发育的最后阶段，也是决定人一生体格、素质、行为、性格和智力水平的关键时期。在卫生保健上要注意以下几点：

（1）不吸烟。烟叶中有尼古丁，燃烧时又产生一氧化碳、亚硝胺等有毒物质。尼古丁可引起高血压、冠心病，还是强烈致癌物质；亚硝胺、一氧化碳会导致气管炎、肺气肿等疾病。青春期的少年，新陈代谢旺盛，极易吸收有害物质。一氧化碳能使血中氧含量降低，造成组织缺氧，不仅使大脑活动能力下降，影响理解、记忆能力，还会使皮肤失去弹性、光泽，头发干燥、易落，让人衰老。调查表明，开始吸烟越早，患病机会越多，病情越重，15岁以前吸烟者死亡人数比不吸烟者高3倍。

（2）不酗酒。各种酒类都含酒精，仅有度数（含量）的差别。长期或大量饮酒，尤其是饮高度数的酒，对青少年的身体害处极大。因为青少年神经系统正在发育完善，脑组织对酒精特别敏感，易受侵害，使神经传递信息紊乱，影响智力、思维发育。醉酒（急性酒精中毒）不但使人暂时失去思维判断能力，还会出现头痛、恶心、呕吐，甚至发生意外事故。慢性酒精中毒，不但损伤脑细胞，还会造成肝细胞变性，引发胰腺炎、肝硬化。

（3）正确处理遗精。遗流出的精液虽对人体已无用处，却是细菌繁殖的良好培养基。遗精后不注意清洁，会造成细菌大量繁殖，引起包皮发炎、尿道口肿痛、局部皮肤病等。因此，要勤洗澡换衣，保持外阴清洁，减少不良刺激引发的频繁遗精；还应在睡眠时着宽松、柔软、无刺激性的内衣内裤，并保持被褥的清洁，这样有利于阴茎正常勃起、排精，不致影响其正常发育；在遗精后，应起床排尿一次，并用温水清洗外阴，包皮过长者，应将包皮翻转清洗，以避免细菌繁殖引起炎症。

（4）克服手淫。手淫是用手或其他物体刺激生殖器官以获得快感的行为。青少年手淫多数是无意中摩擦或抚摸引起快感后，才发展到有意识诱发。这是一种不良习惯，不利健康，会使人产生精神负担，身疲体乏，恐惧自悲，腰酸腿痛，影响学习，必须加以克服。只要下决心、有毅力，手淫是容易克服的：①避免有害影视、书刊的不良刺激，不看黄色书刊、影视等；②减少刺激因素，睡前排尿，不穿紧小内裤，被子不要过厚过暖；③积极参加正当文娱、体育活动，调节精神生活，转移兴奋点；④早睡早起，坚持有规律的、科学的作息制度，不去歌厅、迪厅、夜总会等不适合青少年活动的场所参加所谓夜生活、宵夜活动。

（5）养成好习惯，注意仪表美。当你要成为一个真正男子汉时，还要有个良好卫生习惯。要常理发、洗澡、更衣；勤洗手、洗脚、剪指甲；不随地吐痰，不乱扔杂物。作为学生不应留长发、蓄胡须，这样不仅不会有“男子汉”的风度，反而影响正常的身心发育。夏天还应注意不要赤身裸背，穿个短裤头上街或去公共场所，这也是对别人的不尊重。

青春期女同学生理发育有哪些特点

身高和体重的突增是青春期少女的显著特点。10岁以后，少女的身高往往比同龄的男孩稍高，9～14岁的几年间，身高平均每年增长6～8厘米，多者可达10～13厘米；体重的增加则与身高的增长成正比，平均每年增加5～6千克，多者达10千克。

第一性征——生殖器官开始逐渐发育成熟。

女性的生殖器官分为内、外两部分。外生殖器也叫外阴，包括阴阜、阴蒂、大小阴唇和处女膜等；内生殖器有卵巢、输卵管、子宫及阴道。进入青春期后，在雌性激素的作用下，女孩的生殖器官加速发育。卵巢是雌性生殖腺，在盆腔子宫两侧各有1个，初潮前开始增大、增重。它分泌雌激素与孕激素，并形成卵子，每月排卵1个。子宫是孕育胎儿的地方。进入青春期，宫体增大、增长，宫颈相对变短，腺体分泌增加。其内膜受卵巢分泌激素的作用，呈周期性的变化，每隔28～30天内膜组织、血管坏死脱落，出血并自阴道排出，即月经，第一次称初潮。阴道也变宽增长，从4厘米增至10厘米左右，并有酸性分泌物。

外阴亦有显著变化。青春期，外阴的发育表现为大阴唇丰满，小阴唇增大延长，覆盖住阴道口，色素沉着加深，阴道长度增加。女孩10岁时阴道只有3厘米长，12岁以后能长到7厘米长。阴道黏膜也随着成熟起来。阴道内的碱性分泌物，在阴道杆菌的作用下，变成酸性液体，具有较强的杀菌力，增强了对细菌侵袭的抵抗力，成为女性内阴的卫士。子宫增大、肌肉变厚，整个子宫体要比青春期之前增大1倍。在青春期，卵巢的变化最大，它不仅体积增大，而且还把卵泡孕育成熟，开始排卵，同时周期性分泌女性激素。这时少女开始来月经。

第二性征——到了青春期，女性在外形上发生了变化，乳房丰满而隆起、乳晕加深。喉结不像男性那么明显突出，声带变长，声音变细。阴毛、腋毛相继出现，开始发育时稀疏、细软，生长范围小，以后逐渐变得浓密、粗硬，范围增大。女性阴毛从阴阜渐及大阴唇，以后又扩展到耻骨联合，以阴阜分布最为浓密，在耻骨联合上呈倒三角形分布；腋毛超出腋窝中心部。骨盆横径渐渐变宽，胸、肩、臀部的皮下脂肪增多，使胸部丰满而隆起、臀部变圆、腰部相对较细，身材窈窕，肢体柔软丰满，皮肤细腻，呈现出女性特有的体态曲线。

所以，青春期女孩在8～11岁时，内生殖器开始成长；在9～15岁时，在雌激素和孕激素的作用下，乳房开始发育，阴毛稀疏，阴道出现分泌物，体内及皮下脂肪使身体变圆润；在10～16岁时，乳房形成第二小丘，阴毛成三角形分布，初经，排卵。在12～19岁时，乳房发育接近成年人，阴毛发育，月经周期规则。

月经初潮，是女孩进入青春期的标志。月经是有规律的阴道排血，是女性性成熟的标志。一个月经周期大约28天，但并非所有人都是这个周期。约50%～60%成熟女性的月经周期是28天，还有很多人的周期天数不同，未成熟女性的月经周期常常不稳定。另外，一个人自身的月经周期也是不恒定的，它会受到情绪、疾病、环境等因素的影响。

青春期女孩的卫生保健

随着女孩生理上逐步走向成熟，在卫生保健上要注意以下几点：

（1）注意经期卫生。月经来潮是少女性成熟的标志，也是育龄女性正常的生理现象。一般在初潮1年后，月经呈规律化。在行经期，由于神经内分泌的影响，身体抵抗力减弱，宫颈口变软微开，经血又冲淡阴道内的酸性分泌物，致使细菌易侵入身体。因此月经期不能盆浴或坐浴，不要坐在阴凉、潮湿的地方，不要淋雨或用冷水洗脚，不要游泳或参加剧烈活动。要用洁净卫生纸和卫生巾。

（2）保护乳房。发育良好的乳房，不但体现着女性特有的健康美，而且它还是产后分泌乳汁、哺育后代的物质保证。青春期正值乳房发育时期，保护乳房就十分重要。①不能束胸。否则既压迫乳腺，使血流不畅，又限制胸廓，影响心、肺发育。②适时选戴乳罩。由于乳房内部没有骨骼支撑，也没有肌肉牵拉，缺乏有力支持，活动时易受震动，所以当乳房发育超过茶杯盖大小时，就应戴合适的乳罩。一般选择纯棉制品，既能吸汗，又无静电。睡觉时取下，以免影响呼吸和血液循环。③为使乳房更丰满、有弹性，还应该经常参加体育运动，锻炼胸部肌肉，增加对乳房的支撑，还可以用手对乳房做按摩，以加强血液循环，促进乳腺发育。④增加食物营养，多吃牛奶、鸡蛋、豆类等蛋白质丰富的食品和维生素含量高的蔬菜、水果。暴饮暴食或节食减食都不利于乳房正常发育。

（3）不紧腰，不穿高跟鞋。有的女生为追求“杨柳细腰”，在青春发育时，把腰紧勒，这会影响胃肠器官的血液循环，妨碍腹脏器官发育、运动，人的脚骨由20多块骨头组成足弓，能缓冲行走、跳跃引起的震荡，保护大脑和内脏器官。穿高跟鞋不仅影响走路速度，而且影响足弓的功能，使躯体重心前移，易造成膝关节挫伤、骨折及脚骨变形。所以中小学生的鞋跟以2~3厘米为宜。

(4) 腋臭的处理。正常人腋窝处都有一种大汗腺，分泌汗液，味淡无臭。部分人的大汗腺较发达，出汗量多且黏稠，被细菌、脂肪酸等分解后，产生刺鼻气味，即腋臭（也叫狐臭）。小学生大汗腺不发达，所以腋臭大多发生在青春期发育的中学女生中，这不是什么严重疾病，一般也不需治疗，只要注意个人卫生，经常洗澡换衣，保持腋窝部的清洁、干燥就可减轻臭味。只有特别严重者，才采用药物或手术治疗。

怎样克服手淫

用手刺激外生殖器，以获得快感的行为，叫做手淫，也叫自慰。据专家分析，手淫的发生大约有如下诱因：

(1) 儿童有意或无意地玩弄外生殖器，引起一种特殊感觉，随着年龄增长，抚弄外生殖器的习惯没有除去，到了青春期则发生手淫。

(2) 少年出于好奇，有时有意地或无意地摆弄生殖器，同时伴有一种欣快感、新奇感，以后就用手不断抚弄外生殖器，导致手淫。

(3) 观看社会上的淫书、淫画、淫秽录像后，产生感官刺激，使性神经冲动，诱发手淫。

据调查，男性曾有过手淫者的比例较高，约占90%。女性曾有过手淫史的也有约50%。因此，手淫是一种很普遍的行为。男女都可能发生手淫行为，但女性手淫者由于羞耻心大多不愿意承认或就医，故医院里很少有女性因手淫过度致病而来求医。

手淫的最大危害是引起精神上的负担，而这种负担会影响人体健康，也有很大可能影响婚后的性生活。人的性活动受“性中枢”控制，经常手淫，性中枢就会经常处于极度兴奋的状态，时间久了，就会引起头昏脑胀、浑身乏力、失眠、记忆力减退等。从调查中可知，手淫对人的主要危害是心理上的负担，使人感到可耻、内疚、悔恨自责。

女同学手淫的危害更大于男生。由于手和异物不清洁，加之是在偷偷摸摸地进行，因此容易造成阴道感染，引起炎症，也可上行感染，引起子宫、输卵管炎症。如果手淫时将病原体带入尿道，则可很快上行感染到膀胱和肾脏，造成炎症，引起尿频、尿痛、腰痛、发烧等。

手淫本身对身体危害并不大，其最大危害在于手淫在心理上引起的挫折与焦虑反应。传统的观念认为，精液流失会“耗精伤髓”，“大伤元气”；手淫不仅会引起各种疾病，结婚后还会导致不能进行正常性交，不能正常生育，甚至戒除手淫后将来也无法进行正常性生活。这种观念广为传播，造成巨大的社会舆论压力。家长、教师以至一些医生、报刊都大讲手淫的不道德、可恶和危害，称手淫为“不道德的”、“见不得人的恶习”、“变态”等等，从而对青年产生极大的心理压力，使一些有手淫行为的青年处于高度惊恐、紧张与疑虑之中，对自己的行为感到憎恶，感受到道德的谴责；由于多次决心要改掉却又一再重犯，更加重失望、自弃和恐惧情绪。持续的消极心理压力必然对青年的心身健康造成严重破坏和干扰。一些男青年在婚后性生活中出现阳痿或早泄，往往是由于过分相信关于手淫危害的不正确传闻，在性交时自我暗示所致。

手淫一般不需治疗，若有长期过度手淫史，并有明显心身症状的时候才需治疗。治疗内容包括：

（1）正确认识性生理与性心理，了解手淫对身心的影响，消除对手淫的过度恐惧与焦虑。

（2）减少性刺激。少接触有色情或性内容的书刊、影视作品，交往时多谈别的话题，少谈与性有关的内容。

（3）保持生活规律，按时作息，不要“赖”床，减少在床上发生性冲动的机会。

（4）按照渐进原则，逐步减少手淫次数。用理智和意志控制自己的性冲动，循序渐进。已经减少的次数作为一种成功，会强化自己的意志，提高控制手淫的自信心。

试图一下子完全戒除手淫，因目标太高反而不容易成功。

对过度手淫的心理治疗通常有催眠疗法和厌恶疗法。进行催眠治疗时首先要消除对手淫的担心与焦虑，然后心理医生再针对各种症状予以催眠暗示："当你躺到床上时，你会很快沉静下来，迅速入睡，而且睡得很深、很香。通过催眠治疗，你今后不会再犯手淫，也不会再想要手淫了。你睡熟了，手淫的习惯也彻底好转了。随着你的手淫习惯的停止，你不会再头晕，记忆力也好转了，你已经完全恢复健康了。"除医生催眠外，自我催眠也可达到放松、入睡和治疗手淫的效果。

厌恶疗法治疗手淫可采用橡皮圈厌恶疗法形式进行。也就是在手腕套上橡皮圈，一感到有性冲动就拉橡皮圈弹打自己，疼痛的感觉会压抑性冲动。然后马上去干别的事情，以转移对性冲动的注意力。自己默记每次性冲动要拉多少次橡皮圈才能抑制性冲动，经过反复治疗，拉橡皮圈的次数会逐渐减少，直至戒除手淫。

指甲油含有毒物

一些中小学女生为在交往中更显漂亮些，不顾学校规定，涂抹指甲油，这对健康很不利。

目前市场上销售的指甲油是以硝化纤维为基料配以丙酮、乙醋、苯二甲酸等化学溶剂和增塑剂及各毛料制成的。这些化学物质是脂溶性的，对人体有毒害作用。女学生大多爱吃零食，经常食用的油炸食品、奶油糕点等含脂肪较多，指甲油中有毒的化学物经脂肪溶解后，很容易随食物进入体内，对健康非常不利。长此下去，某些化学物质还可形成积蓄中毒，妨碍脾胃健康和正常的生长发育。

男孩的胡须

由于生理原因，许多高中男生开始长胡须。一些男生为追求某种时髦和风度，开始蓄起了胡须，且不说是否违反学校纪律，仅就卫生保健方面而言，这样也是不可取的。

胡子比头发长得快，这是雄性激素作用的结果。生殖机能越旺盛，胡须生长就越快。长胡子部位的血管分布要比头发根部多，养分也容易得到，所以，刚刮去胡子，不几天就又长了。

胡须长了应及时刮掉，这样可以显得年轻一些。但是，一些男性喜欢蓄须。殊不知，留长胡子也会影响健康。

国外专家研究发现，胡子带有静电，胡须具有吸附有害物质的特性。人在呼吸时，可排出多种有害的化学气体，而且均可滞留在胡子上；大气中含有多种重金属微粒，尤其在繁华的街道，汽车尾气排放出的有害物质会被胡须吸附；吸烟者，烟雾中苯并芘等致癌物质，也会在胡须上停留。此外，长胡须的表皮上油脂分泌较多，平时用清水洗脸时又往往较难洗去。研究表明油脂有沾积灰尘和微生物的特性。

国外有专家将刮下来的胡须经气相色谱仪分析，发现有数十种有害物质，如二氧化碳、氮氧化物、苯并芘及铅等重金属元素。在显微镜下，还可见到胡须上有大量的微生物。这些有害物质有可能随着人的呼吸作用，被吸回呼吸道，危害人体健康。因此，建议男生最好不要留胡子。

为什么不能拔胡须

胡须，是男性成熟的标志之一。男儿童到了青春期，由于睾丸开始发育，雄激素分泌增多，口唇边自然就长了一些细软的胡须。

男孩大约在 12～15 岁期间进入青春期，但每人进入青春期的年龄有所差异，有些人可能早一些。早进入青春期的男儿童，发现自己长出了胡须，而周围的小伙伴则没有，就会产生一种不好意思的心理而会采取拔胡须的行为，以为把胡须拔掉了，自然与伙伴一样了。

其实胡须和头发一样，是由毛干、毛根、毛球三部分组成的，毛球是决定胡须生长的关键部位。拔胡须时，拔掉的只是毛干和部分毛根，毛球仍然完好无损。因此，拔掉了原来的胡须后不久就会长出新的。

而且，由于毛球受到了刺激，新长出的胡须要比原来的更黑些、更粗些。拔胡须不但起不到清除的作用，相反还会产生一些不良的影响。如养成拔胡须的习惯后，上课或者看书、学习时也会情不自禁地拔起来，这就分散了注意力，使学习质量下降。另外，经常拔胡须容易引起感染，口唇周围又属于“危险三角区”，此处的血管与颅内相通，因而感染易扩散到颅内，引起脑膜炎，甚至败血症等严重疾病。

所以，你若是比别的小伙伴先长出胡须，或者遇到别人因此而嘲笑你的话，告诉他们这是正常的生理现象，是成熟的标志，千万不要拔掉。

雀斑不用紧张

雀斑是一种如绿豆或针头大小的黑褐色斑点，它是由于皮肤的表皮细胞内黑色素异常增多而形成的。雀斑是一种面部常见皮肤病，发生在颜面、颈部、手背等日晒部位。本病始发于学龄前儿童，少数自青春期发病，女多于男，多伴有家族史。皮损多为针尖至芝麻大小的圆形淡黄或褐色斑点，数目多少不定，散在或密集，对称分布，互不融合，无自觉症状，病程缓慢。夏季或日晒后颜色加深、数目增多，冬季色淡、数目减少。多见于皮肤白皙的女子。

对雀斑的评价不同，有些人认为雀斑影响美观，有些人则认为雀斑可以使女孩显得活泼可爱，并使成年女性显得亲切、自然。欧美国家常把雀斑看成女性美的一个标志。所以一般来说不用治疗。如果一定要治疗雀斑应该去医院，治疗方法一般可在局部涂擦3%氢醌酸或5%白降汞软膏。同时应少吃刺激性强的食物，千万不能沾上烟酒。治疗雀斑一定要找医生。

平时预防雀斑也很重要——

（1）防晒非常重要。因为色斑最怕日晒。日光的暴晒或X线、紫外线的照射过多皆可促发色斑，并使其加剧。甚至室内照明用的荧光灯也因激发紫外线而加重色斑，所以可以认为色斑是一种物理性损伤性皮肤病。日晒可使黑色素活性增加致使表皮基底层黑素含量增多，形成色斑。夏季日晒充足，色斑活动频繁，斑点数目增多，色加深，损害变大；冬季日晒较少，斑点数目减少，色变淡，损害缩小。由此可知日晒是色斑发生的必需因素，所以患者应尽量避免长时间日晒，尤其在夏季。

（2）避免各种电离辐射。包括各种玻壳显示屏、各种荧光灯、X光机、紫外线照射仪等等。这些不良刺激均可产生类似强日光照射的后果，甚至比日光照射的损伤还要大，其结果是导致色斑加重。

（3）慎用各种有创伤性的治疗。包括冷冻、激光、电离子、强酸强碱等腐蚀性物质，否则容易造成色素沉积瘢痕而近似毁容。

（4）切忌使用含有激素、铅、汞等有害物质的“速效祛斑霜”，其副作用太多。

（5）形成正常的生活习惯，戒掉不良习惯，如抽烟、喝酒、熬夜等。注意休息和保证充足的睡眠。睡眠不足易致黑眼圈，皮肤变灰黑。

（6）饮食上多喝水、多吃蔬菜和水果，如西红柿、黄瓜、草莓、桃等。

（7）注意休息和保证充足的睡眠。睡眠不足易致黑眼圈，皮肤变灰黑。

（8）保持良好的情绪。精神焕发则皮肤好，情绪不好则会有相反的作用。

（9）避免刺激性的食物。刺激性食物易使皮肤老化。尤其咖啡、可乐、浓茶、香烟、酒等。吃得越多，老化会越快，引致黑色素分子浮在皮肤表面，使黑斑扩大及变黑。

小学低年级学生为何不要作异性打扮

有的小学低年级学生家长，不知是出于对儿童的宠爱，还是有意标新立异，让女孩穿男孩服装，让男孩留女孩发型。而有些学生也乐于这样打扮，特别是在社会交往时喜好作异性打扮，用来吸引大家的目光。其实，这对小学生自己的身心健康十分有害。

童年时期的心理障碍和精神创伤，不正常的家庭教育及不良的社会环境影响，是造成性变态的重要因素和潜在危险。这一时期如作异性打扮，就会使自己生理状态发生变化，潜意识里存在异性化心理，可导致将来可怕的性变态，或是“恋物癖”者，或成为同性恋者。

恋物癖主要指通过接触异性穿戴和使用的服装、饰品来唤起奇特的兴奋，获得满足，恋物癖者以男性为多。他们把兴趣集中在女性的内衣、内裤、乳罩、头巾、衣服方面。恋物癖是性心理幼稚的表现，是一种可以纠正的性心理障碍。年龄越小，纠正的难度越小。

女性着男装易被世人所接受，而男性着女装通常遭到世人鄙夷，这和人类发展过程中男性社会角色有关，通常男性生来即被赋予家族家庭重大责任与义务。女性穿男装通常会被认为“个性，有男子汉气概”，反而容易得到认可。所以学生，尤其是男学生，一定不要做异性打扮，否则可能会影响自己一生。

拔眉涂唇的坏处

人们在社会交往中，都想使自己的面貌更为漂亮、精神。一些中小学生认为刮眉毛会使新长出来的眉毛更浓、更黑、更美。其实不然，刮眉毛害多利少。

这是因为，人的眉毛不仅体现着一种自然的美，更主要的功能是保护眼睛。它在眼睛上方，可以防灰沙、挡尘埃，防止汗水流入眼睛，是眼睛的一道防线。如果刮去了眉毛，等于撤去了一道防线，短期内就会对眼睛形成一种威胁。尤其是小学生，皮肤十分娇嫩，刮眉毛时，稍有不慎就会碰破皮肤，这就很容易被细菌感染而溃烂，溃烂处一旦结下疤，就再长不出眉毛了。如果眉毛根部受伤，再生长时，就会改变其位置与形态，形成难看的“倒挂眉”，从而失去自然美。

一些中小学女生喜欢涂口红，把自己打扮起来。但要注意，这样做并不好。

口红又称唇膏，主要化学成分为油脂、蜡质和染料。医学家们发现，常涂口红的人，嘴唇会出现干裂、红肿、水泡、痧痒，或有烧灼感。原来唇膏的油脂，多是从漂洗羊毛的废液中提炼的羊毛脂。羊毛脂能渗入皮肤和吸附空气中的尘埃；蜡脂是脂肪酸和高级一元蜡脂组成的化合物，和羊毛脂具有类似的性能，用于口红的颜料或染料，一般为酸性曙红，其本身就对人体有害。长此下去，某些化学物质还可形成积蓄中毒，妨碍脾胃健康和正常的生长发育。因此，女同学还是不涂口红为好。

体现个性美就得穿奇装异服吗

服装要体现个性、要穿出个性美，这是时代发展的趋势，也是每一个人的内心愿望。但是，什么是个性美呢？其中最重要的因素是要与自身的年龄、性别、身份、体型相适应，要根据自身的特点树立自己的风格，而不要模仿别人，更不必脱离客观现实地去标新立异，追求奇装异服。

青少年最大的特点就是天真、活泼，因此适应线条明快、结构简单的服装。有些学校根据学生的这一特点设计出的校服、运动服就很好，既能体现青少年的特点，又显示出学校的整体风貌。

青少年的另一个特点是活动量大。无论是上体育课或者课间操、课外活动时，都要进行大幅度的肢体活动，而在活动之前又不可能换上专门的服装。这就要求他们平时穿着的衣服要宽松、柔软，适应运动的需要。无疑，最好的选择仍然是校服或者运动服。

而少数学生因受客观环境的影响，把一些完全不适合青少年的奇装异服穿在自己身上，不仅在客观上形成一种不伦不类的形象，对他们自身也产生不利的影响。如减少运动，影响他们锻炼身体，也会影响到心理的发育，在身心健康两方面都造成不好的后果。

吸烟对人体有哪些危害

我国许多大城市已经在公共场所禁止吸烟，人们对吸烟引起的危害的认识也在日益加深。可是，仍有少数青少年出于好奇，模仿着成人的样子抽烟。他们自以为很神气，很潇洒，很有男子汉的气派，却不知对自己的身体将造成多么大的危害！

科学研究证明：吸烟者与不吸烟者发生肺癌的比例为10:1，吸烟者患喉癌的发病率是不吸烟者的5.4倍，患口腔癌是不吸烟者的4.1倍，食道癌是不吸烟者的3.4倍，膀胱癌是1.9倍，等等。除此以外，吸烟对人体其他方面的威胁也是令人吃惊的：吸烟者发生心血管病的机会为不吸烟者的2.6

倍，胃溃疡为2.8倍，肺气肿为3.6倍，慢性支气管炎为8倍。

吸烟为什么会对人体造成如此严重的危害呢？因为烟草在燃烧时所产生的烟雾中含有1000多种对人体有害的物质。归纳起来，主要有以下几大类：

（1）对呼吸道黏膜产生刺激的醛类、氮氧化物、烯烃类等。这些物质可以引起咳嗽、多痰，天长日久可以形成慢性支气管炎、肺气肿等。

（2）对交感神经有刺激作用的尼古丁类物质。其可引起血管内膜损害、血管栓塞等。

（3）对细胞产生毒性作用的氰类、胺类和重金属元素等。细胞受到这类物质的毒害后，容易受致癌物和促癌物的作用，因而较易发生癌变。

（4）致癌物和促癌物，如苯并芘、二甲基亚硝胺等都可以促使细胞发生癌变。

吸烟会对人体产生如此多、如此严重的危害，我们大可不必为了好奇，为了好玩，去冒这么大的风险。

青春期饮酒对身体有害吗

饮少量的酒，对人体有一定的益处。如，暖胃肠、御风寒、活血通络等。有些疾病还可以借助酒的作用得到治疗，如风湿病等。但是，长期饮酒或过量饮酒，酒中的主要成分——乙醇，会作用于身体的许多器官，引起许多危害：

（1）作用于神经系统，会使大脑过度兴奋或麻醉，引起神经衰弱、智力减退等。

（2）作用于心血管系统，会使血管硬化，引起心脏病、脑溢血等。

（3）作用于消化系统，可以引起胃溃疡、消化道出血、酒精中毒性肝硬化等，并在此基础上诱发肝癌。

（4）作用于生殖系统，在女性可以影响胎儿的生长发育，引起流产；在男性可以干扰睾丸的生精功能，导致异常精子增多、精子活动能力下降，引起男性不育症。

(5) 作用于内分泌系统，会使内分泌功能失调，进而影响到全身的机能。

除了上述对身体的影响以外，更为重要的是长期饮酒可以上瘾，使人沉醉于酒的麻醉之中，饮酒丧志，终将一事无成。

脂肪对人体的作用都是有害的吗

青春期的女孩，因为体内激素的作用，身体的脂肪会开始增多，体型也开始呈现曲线，富有弹性。但是为了以瘦唯美，反而平添烦恼。

随着科学的发展、社会的进步，对于健康和疾病的了解已经不再是医务工作者的专利，人们对于一些常见病、多发病，以及对身体危害比较大的疾病都有所认识。比如，人们普遍都知道肥胖可以引起高血压、心脏病等。因此，对脂肪避而远之，对肥肉深恶痛绝。

那么，脂肪对人体的作用都是有害的吗？有没有有利的一面呢？

其实，脂肪也是人体所必需的一种营养素。我们摄入的脂肪一部分可以产生热能，一部分进入细胞，成为细胞的组成成分，人体需要的一些维生素（脂溶性维生素）也必须溶解在脂肪中才能被吸收，由此可知脂肪的重要性。至于脂肪对人体的危害，只是与脂肪过多堆积和脂肪的种类有关。

我们不能因为认识了脂肪的危害性，就忽视其有利的一面。尤其是青少年时期，身体正处在生长发育阶段，对脂肪的需要量更大些，据营养学家测算应每千克体重摄入 2.5 克。其中植物性脂肪和动物性脂肪白比例，应为3∶1。也就是说，肥肉还是要适当吃一些，一点都不吃的话也会造成营养缺乏。

有些女生担心吃了肥肉身体会变胖，其实处于发育阶段的青少年本身对脂肪的需要量就大，再加平时的活动量大，消耗多，适当吃一些根本不会造成脂肪堆积。所以，这种担心是多余的。

肥胖的人肯定营养过剩吗

如今，在城市青少年中经常会见到肥胖者。有人认为，这是因为生活水平提高引起的，认为肥胖就是体内营养过剩。

基于这种观点，一些肥胖者就拼命节食，甚至只喝点水，别的什么都不吃。有的最后发展为神经性厌食，身体长期缺乏营养，结果导致死亡。

其实，肥胖并不完全是因为生活水平提高所致，更不是简单的营养过剩。饮食结构的不合理在其中起着很重要的作用，一方面他们摄入的高脂肪类食物过多，超过了身体的需要，导致脂肪在体内堆积，这样才形成了肥胖；另一方面他们的食物中缺乏能促进脂肪分解的营养素，使体内的脂肪不能正常分解而堆积起来。

营养学家通过研究发现，能促进脂肪分解的营养素有维生素 B_2、维生素 B_6 和烟酸等。如果缺乏这些营养素，即使你摄入的脂肪不多也会在体内堆积，从而导致肥胖。由此可见，肥胖不仅不是营养过剩，相反是由于营养缺乏引起的代谢异常。因此，并不能以简单的节食来对待肥胖，而是调整其饮食结构，多吃一些含有维生素 B_2、维生素 B_6 和烟酸的食物，如猪肝、蘑菇、紫菜、核桃、芝麻、花生、豆制品、奶制品等，以保证脂肪的正常代谢。

女生如何保持阴部卫生

女性阴部经常有一些分泌物，加之肛门排泄物的污染，使局部容易滋生细菌，引起尿道及阴道的感染。所以，女性尤其要注意阴部的卫生保健。

（1）切忌混穿内裤，不管多么亲近的人都不能混穿，内裤一定要分开。而且内裤要选择吸水性能好的棉纺织品（如果不是，最好在裤裆处缝上一片棉布），以增强局部通气性和吸水性。

（2）要经常保持阴部皮肤干净。便后要用软纸擦干净，而且要养成习惯。因为，如果从后向前擦会把肛门部位的污物沾染到阴部。

（3）要每晚清洗一次阴部（有条件的可以在每次大便以后清洗），要用专用的毛巾和盆，不要与脚盆混用，更不要与他人混用。清洗的顺序也是从前向后，先洗阴部，后洗肛门部。

（4）当外阴瘙痒时，不宜用碱性肥皂和热水清洗。因为碱性肥皂不仅对皮肤有一定的刺激性，还会破坏局部的酸性环境，使感染加重（阴道的酸性环境利于正常菌群的生长，使其具有自洁功能）。用太热的水虽然当时可以减轻痒感，但过后痒感会加重。

（5）外阴部有炎症时，不要自己乱用药，要去医院找医生诊治，以免延误病情。

眼睛保健

学习时怎样预防近视

中小学生近视绝大多数是由于环境因素和行为因素造成的。没有养成正确的用眼方式，不懂得用眼卫生知识，没有养成良好的用眼习惯是造成学生近视的主要原因。所以，保持坐姿和正确握笔对预防近视很重要。

（1）读写姿势要正确。读书写字都要在书桌前进行，并且一定要坐在椅子上，后背挺直，双肘放于桌缘，双手拿书，书与桌面呈 45 ~ 70 度角左右，书本大致与脸平行，与视线垂直，眼睛距离书本 30 厘米以上或电脑屏幕 50 厘米以上。要随时注意坐正坐直。

（2）握笔两横指。用非书写手的食、中二指中段的宽度量一下笔尖，书写时只有握笔在二横指以上，眼才能在 33 ~ 40 厘米的距离上看清笔尖，才不需要低头、歪头、移近书写。这是防治近视的关键所在。

（3）读写臂直角。握笔手手臂的弯度越小，眼与读物的距离就越近。只有大小臂的夹角为钝角时，才能保证眼与读物之间的距离在 33 厘米以上。

（4）不可在躺、卧、趴、行走状态以及在行进的交通工具上读写、画画、看电视、打电脑等，也不可在特强光、特暗光、阳光直射或昏暗的厕所里阅读。在车上看书，文字随着车子前进而晃动，很容易造成脖子弯曲、眼睛疲劳。车内的照明度不够，外来的光线容易使书面忽明忽暗。而躺着看书时，人的两眼不容易聚焦，因而造成视力衰退。

（5）读写时桌椅的高度要适中。如桌面最高到心窝，最低到肚脐；椅子高度应为：脚平放于地，椅面与膝盖平齐。最好选择能够任意调整高度的桌椅，以配合学生的成长速度。桌面最好保持一定的倾斜度，也可用市售的直立式书架，以调整眼睛与书本的角度，减少眼疲劳。

（6）保持适度的休息。在学校可以利用休息时间，两手向上举伸展背肌；做做扩胸动作以改正姿势或看看远景。在家里读书写字或用电脑，每隔30分钟要休息5分钟。

（7）能看清楚尽量远。既然长时间看近是形成近视的一大要素，我们就要反其道而行之。平时要抓住一切机会望远，时间越长越好。如没有较长时间望远，那么在近距离用眼时，就要做到在看清的条件下距离尽量远些，课堂座位亦应在看清的条件下尽量后坐。

（8）每天坚持体育锻炼。跑步、打乒乓球、打羽毛球、跳绳、踢毽子等都对提高视力有好处，如学生能每天累计锻炼2小时者不易近视。但属于高度近视者，注意不要做太剧烈的运动。

学生近视的发生发展是一个逐渐形成的过程，所以防治近视也不是一朝一夕的事，幻想一蹴而就轻松摘掉眼镜是不现实的。因此，有信心、恒心和毅力者才能成功。近视防治就是和影响视力的所有陋习作斗争的艰苦过程，只有一点一滴地改掉自己影响视力的不良习惯，改善了视觉环境，先寻求病情不再发展，再争取视力逐步好转。

真假近视

假性近视和真性近视的区别：假性近视是由于过度用眼造成眼部肌肉紧张而形成的，一般可以通过滴用低浓度散瞳药水（如阿托平等）或其他方法放松眼部肌肉治愈；而真性近视则是眼睛长期疲劳造成眼轴拉长，这个是无法通过药剂或物理疗法治愈的。

真近视是否会遗传？不一定，一般只有病理性近视存在遗传可能，这种近视一般都是从小就有，随年龄增加而增加，到后来可能会发展成1000多度甚至2000度近视。

真近视的人老了以后，会不会失明？一般不会，但病理性近视不排除失明可能。

治疗方法：假性近视可以通过滴用散瞳药剂麻痹眼部肌肉进行治疗，或注意用眼卫生，放松眼部肌肉，假性近视会自愈；真性近视只能通过激光手术治疗。

隐形眼镜坏处多

与框架眼镜相比，隐形眼镜具有视野宽阔、视物逼真、配戴舒适、利于运动、外表美观、使用安全等优点。但由于隐形眼镜直接和眼球接触，也容易引发并发症，损害健康。

（1）缺氧——是隐形眼镜对角膜的危害，也是最大问题。配戴隐形眼镜就相当于在角膜上覆盖了一层化学物质，角膜没有办法直接呼吸到氧气。角膜缺氧，上皮层屏障功能会减退，细菌等病原微生物就更加容易侵袭角膜而引起感染。

（2）角膜溃疡——在所有并发症中，最严重的就是角膜溃疡。这时应立即停戴，到医院诊治，积极滴用特效抗生素眼药水等处理，延误时机将造成严重后果。

（3）急性感染性结膜炎——是较常见的并发症。一般表现为眼睛充血、分泌物多。

（4）巨乳头性结膜炎——戴镜者出现眼睛充血、眼分泌物增多并感稍痒。

（5）出现红眼——戴镜者还可能出现的常见症状是红眼。

（6）干燥感——还有不少患者诉说戴镜后出现干燥感。

所以学生配镜，最好不要选配隐形眼镜，这主要是由于学生的近视、散光度数不稳定，变化较快，且自理能力差，容易发生眼球感染。

对学生来说，最好配戴框架眼镜。同时，有严重干眼症、沙眼、结膜炎、倒睫、闭合不全、泪囊炎、角膜炎、糖尿病、高血压病、副鼻窦炎等的人，在治疗后可以再戴隐形眼镜，但务必定期到医院复诊。

眼皮跳与福祸相关吗

民间有“左眼跳财，右眼跳灾”的说法，有人对此信以为真，当遇到眼皮跳时就神秘兮兮地推测是福还是祸，搞得心情紧张，分散注意力，到头来可能真的弄出祸来。

那么，眼皮跳是怎么回事呢?

在眼球周围分布着眼轮匝肌，在正常情况下通过神经的支配它可以收缩、舒张，导致眼睛的开合。但是，当此处的神经受到异常刺激时，眼轮匝肌中的部分纤维可以出现不规则的收缩，产生眼皮跳动的感觉。

常见的异常刺激有：

(1) 突然受冷风刺激，尤其是屋檐下的冷风及穿堂风等，由于风速大，可以刺激局部的神经，引起肌肉痉挛。

(2) 过度疲劳时（如看书过多，睡眠过少），可以导致神经兴奋性传导异常，局部的神经兴奋，支配部分肌肉收缩。

由此可见，眼皮跳与福祸毫无关系，我们不必因眼皮跳而不安。

使用隐形眼镜应注意些什么

隐形眼镜既可以矫正视力，又可以省去普通眼镜给外观和运动带来的一些影响，所以很受欢迎。但是，在使用隐形眼镜时应注意以下事项：

(1) 睡觉时要取下隐形眼镜，以便角膜得到足够的氧气，防止角膜血管增生和角膜溃疡的发生。

(2) 患结膜炎、角膜溃疡等眼疾，或眼睛受到外伤时，均应取下隐形眼镜，以防止病情恶化。

(3) 进入空气中含有酸、碱或其他有毒物质的环境时，不能戴隐形眼镜。因为它可以吸附这些物质，对角膜造成伤害。

(4) 长距离骑车时不宜戴隐形眼镜。因为骑车时迎面而来的对流空气会加速隐形眼镜中水分的丢失，使之变硬，刺激并损伤角膜上皮。

（5）患感冒、发烧或其他较重的全身性疾病时，也不宜戴隐形眼镜。因为此时身体的抵抗力下降，外界的病原菌会乘虚而入，如果细菌在镜片和角膜之间繁殖，会引起细菌性角膜溃疡，严重者可导致失明。

眼睛里进了沙子怎么办

在日常生活中经常会遇到这种情况，走路时一阵风吹来，眼睛里突然进了一粒沙子，使人不敢睁眼睛，并伴有摩擦痛。在这种情况下，千万不要用手揉眼睛，以防损伤角膜或结膜，同时手上的细菌也会揉进眼内引起结膜炎或角膜炎。

如遇到这种情况，可由自己或其他人将手洗干净，用手轻轻提起上、下眼睑，刺激泪液分泌，将异物冲出来。但需注意，必须将眼睑和球离开，以防沙子和眼睑摩擦，损伤结膜和角膜。如异物粘在眼睑或角膜上，可用消毒棉签蘸氯霉素眼药水将异物取出，然后再滴 1～2 滴氯霉素眼药。如果异物在眼内存留时间过长，引起眼内炎，需要及时到医院就诊。

红眼病是怎么回事

“红眼病”或称“火眼”，是一种常见的传染性眼病，常常是一人得病，全家遭殃（即全家人都染上红眼病）。“红眼病”医学上称之为急性结膜炎，是由细菌感染引起的，多发生在夏秋季节，在集体场合如家庭、单位、学校、托儿所、游泳池等处流行。

“红眼病”一般在感染后 1～2 天发病，表现为双眼先后发病，眼结膜充血，即白眼球发红及有较多黏脓性分泌物（俗称眼屎）。轻者自觉眼有异物感和灼感。由于分泌物附着于角膜表面，可有暂时的视模糊，一般无视力障碍，经眼球转动或冲洗后即可恢复。重者可出现眼痛、畏光、流泪、视力障碍、眼肿胀等。染病后 3～4 天表现最严重，以后逐渐减轻，通常在 10～14 天可痊愈。

患了“红眼病”，可用抗生素眼药点眼。选用氯霉素、诺氟沙星、氧氟沙星、磺胺等药物反复多次点眼，有一定疗效。严重的可合用激素类眼药水，如地塞米松抗病毒眼药水，如病毒唑眼药水、利福平眼药水等。局部冲洗也是一种不可缺少的治疗措施，可用淡盐水洗眼，或到医院用生理盐水冲洗结膜囊内的分泌物。如眼分泌物不多，可用消毒棉签擦净眼睑，做好局部清洁工作。另外，还可酌情选用中药治疗。

什么是沙眼

"沙眼"是一种由沙眼衣原体感染的特殊类型的结膜炎、角膜炎，通常有接触感。卫生习惯不良，用手揉眼睛均可导致沙眼。沙眼进展缓慢，主要特点是滤泡形成，乳头肥大和角膜血管翳，晚期常有痕形成。

沙眼的主要症状：多为急性发病，病人有异物感、畏光、流泪，很多黏液或黏液性分泌物。数周后急性症状消退，进入慢性期，此时可无任何不适或仅觉眼易疲劳。如于此时治愈或自愈，可不留瘢痕。但在慢性病程中，于流行地区，常有重复感染，病情加重。角膜上有活动性血管翳时，刺激症状变为显著，视力减退。晚期常因后遗症，如睑内翻、倒睫、角膜溃疡及眼球干燥等，症状更为明显，并严重影响视力，甚至失明。

沙眼如何防治

"沙眼"是中小学生中的一种常见疾病，危害眼睛的健康。如何预防呢？

（1）做好卫生宣传教育和自我教育，以班集体为单位群防群治。

（2）养成良好的卫生习惯，搞好个人及集体卫生，争取做到用流水洗脸，一人一块毛巾，毛巾洗后在通风处晒干。如果异物在眼内存留时间过长，引起眼内炎，需进行诊治。

（3）注意室内通风，不要用脏手或衣襟擦眼。

（4）预防交叉感染，避免乱用他人毛巾或公共毛巾，如理发室、浴室等服务行业的毛巾。

沙眼的治疗：

（1）轻者使用局部药物治疗，如0.1%利福平眼药、金霉素眼膏等。

（2）重症沙眼除药物治疗以外，可辅助手术治疗。乳头多的沙眼用摩擦法，滤泡多的沙眼用压擦术。沙眼的合并症如睑内翻、倒睫，可行内翻矫正术或倒睫电解术。沙眼性眼干燥症除点人工泪液外，也可作下泪点封闭术。

怎样用中医疗法保护眼睛

中小学生除了学会正确用眼外，还应学会用中医疗法保护眼睛：

（1）药物热敷。热敷眼部，可以扩张眼周围的毛细血管，加强血液循环，减轻眼部疲劳。方法：可用菊花、草决明、银花、枸杞等明目消炎的中药，放入保温杯中，用开水冲泡。将眼睛伏在杯口，用药蒸汽熏眼睛30分钟左右。

（2）唾液明目。每日早晨起床后，将手洗净，然后用手指沾自己的唾液在双眼上涂抹2遍。15分钟后再洗脸。持之以恒，可以明目。

（3）草决明代茶饮。将草决明洗净晒干，略炒一下（不可炒糊），每日取适量用开水冲泡当茶饮，可以保护与提高视力。

太阳镜虽酷不可常戴

太阳镜属于防护镜系列。墨色、茶色等深色镜片的太阳镜，有阻挡强烈阳光及紫外线、红外线刺激伤害视力之功效。在观日食奇景或当眼睛发炎时，佩戴太阳镜护眼是很有益处的。

选购太阳眼镜时，框型及镜片是重要的考虑因素。尤其是镜片品质的好坏与种类，更影响其功能的发挥。

选购时要注意：先确认镜片是否有消除有害紫外线或红外线的效果。灰色才是太阳眼镜镜片的本色，眼睛对其较能适应，看景物也较真实，故选镜片颜色以灰色、墨绿色为最佳，棕、茶色次之，其他颜色的镜片则只适宜做流行的搭配，不宜作为太阳眼镜用。

选购时，将镜片朝上对着日光灯，并轻轻移动，查看镜片上反射的影像是否有变形的现象。若有则为不合格的镜片，戴看看镜框是否牢固，戴起来是否舒服。

然而，鼻梁上终日架着一副太阳镜，不分季节场合，不分白天黑夜，不分艳阳阴天，就不太好了。在昏暗的光线下，戴太阳镜使眼睛感到疲劳，头晕脑胀，并且导致视力下降，那就太不值了。

劣质塑料太阳镜对眼睛有害吗

有些中小学生为赶时髦又贪图便宜，购置劣质塑料太阳镜。这样做只能是害了自己的眼睛。

塑料太阳镜的镜片大多是塑料薄片经过染色加压造成的，加工粗糙，透光性能差，镜片凹凸不平，镜片表面曲率不均匀。有些塑料镜片因薄厚不均产生棱镜效应，戴上后看物体发生不规则的移位现象，戴久了就会引起眼球胀痛、头昏、眼肌疲劳等，导致结膜炎和隐性斜视，青少年则会引起近视。小学低年级的学生眼球发育尚未定型，潜在的危险更大。

因此，为保护好眼睛，千万别购买劣质塑料太阳镜。

领带过紧会殃及视力吗

随着时代的发展，许多学生开始配系领带，但要注意领带不宜系得过紧。

多年研究表明，在穿西装的高中学生中，大约有 60% 的人将领带系得过紧，而他们的眼睛特别容易疲劳。尤其是在学习时，短时间内眼睛就感到酸痛、视物模糊等现象，有的还导致或加重眼睛近视。因为颈部受累时，会使颈部血管（尤其是颈总动脉）和神经受压阻碍血液的流通，使脑部缺氧，营养物质的供应减少，并累及视神经和眼神经。